PROFESOR N. CAPO

MIS OBSERVACIONES CLINICAS

SOBRE

EL LIMON, EL AJO Y LA CEBOLLA

EL LIMON CURA MAS DE 170 ENFERMEDADES

El limón es el fruto ácido medicinal por excelencia

(que no acidifica la sangre
si se toma compatiblemente)

EDITORIAL «SANITAS»

1957

Nueva edición 1957

EL ZUMO DE LIMON ES LO UNICO QUE CURA LA BLENORRAGIA

> Si lo que he escrito escandaliza a
> alguna persona impúdica, que acuse
> más bien a su torpeza que a las pa-
> labras de que me he visto obligado
> a servirme para explicar mi pen-
> samiento.
>
> ....
>
> Yo espero que el lector púdico y
> sabio, me perdonará las expresiones
> que tengo que emplear para decir la
> verdad que yo siento.—*San Agustín*.

En nuestra historia clínica tenemos infinidad de casos de blenorragia curados en pocos días con el tratamiento enérgico e individualizado del zumo de limón en cantidades metodizadas. En muchos casos en que la cura se había hecho en falso por las drogas e inyecciones, con el tratamiento naturista se reproduce la blenorragia al salir al exterior la mucosidad, beneficiando al cuerpo.

El tratamiento terapéutico a base del zumo del limón, es lo único que puede curar de verdad (curar de verdad, alerta) el chancro sifilítico.

La desinfección interna del suero sanguíneo a base de mucha cantidad de zumo de limón, sin agua y, a veces, combinado con los caldos esenciales de verduras y con las frutas, los resultados curativos que se obtienen son sorprendentes. Basta un tratamiento enérgico de tres días para saber apreciar en realidad lo que es la cura de limón.

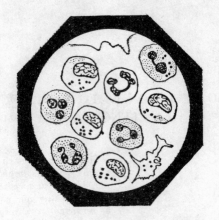

Gonococo de Neiser, aumento de 1,000 d.
(Gota de pus uretral)

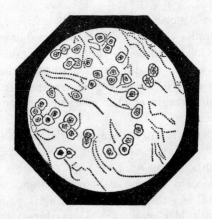

Estreptobacilo de Ducrey, aumento de 1,000 d.
(Corte de un chancro blando)

La lepra moderna (sífilis) con su terrible *Spirocheta Pallida* puede ser curada por la *citroterapia* (cura de limón en zumo y naranjas) donde todas las medicinas conocidas fallarán.

El microbio de la sífilis no puede desarrollarse en un medio ambiente sanguíneo donde abunde la alcalinización cítrica.

La vitamina del limón es contraria a la vida del microbio. Desde aquí parten una serie de bases trofoterápicas cuyo horizonte inmediato es el zumo de *LIMON*.

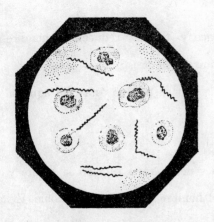

Microbios de la sífilis, Spirachet de Pallida de Schaudim, aumento 1,000 d. (Raspado de un chancro duro sifilítico)

PENSAMIENTOS

El hombre debe conocerse a sí mismo y luego conocer la vida de las estrellas lejanas. ¿A qué engañarnos a nosotros mismos por más tiempo? La falta de conocimiento de la microbiología en los órganos sexuales es lo que abisma al hombre en las enfermedades venéreas.

————

Venus, Baco y Tabaco, reducen al hombre en pingajo. Se debe huir de la prostitución como de la alimentación cárnea porque ésta trae aquélla.

————

El peligro venéreo antes está en la mente y en el sentimiento del hombre y no en el microbio. Evitad, pues, el peligro venéreo haciéndoos desde hoy Naturistas integrales.

EL LIMON Y LA CIENCIA

El profesor sueco Euler acaba de descubrir una nueva vitamina en el limón para curar la neumonía.

De esta forma el limón ha entrado en la ciencia oficial internacional, pues al profesor Euler le ha sido concedido el Premio Nobel de Medicina, para el año 1934.

———

Si cura la pulmonía, el limón no rebaja el ejército de los glóbulos rojos de la sangre como creen y divulgan algunos médicos "acidófobos", al contrario, el limón al matar los gérmenes patógenos de la sangre, vitaliza el plasma sanguíneo y, el cuerpo, pudiéndose defender mejor con la presencia del limón en la sangre, se autocura.

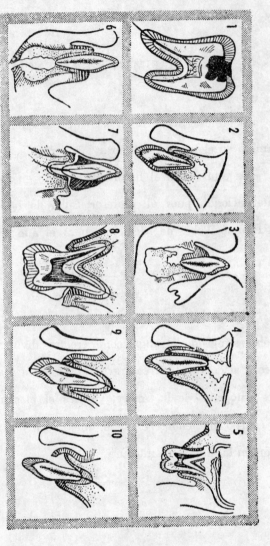

1. Caries dental de tercer grado, por la sangre sucia. Pulpa descubierta. — 2. Absceso alveador agudo. — 3. Absceso alveolar agudo. Perforación del tabique alveolar — 4. Absceso alveolar con trayecto fistuloso desaguando en la fosa nasal. — 5. Absceso alveolar con trayecto fistuloso desaguando en la cueva de Highmore (maxilar superior) — 6. Absceso alveolar con trayecto fistuloso desaguando debajo de la barbilla. — 7 y 8. Cálculo salivar — 9. Cálculo serumal. — 10. Cálculo piogénico. Formación de la bolsa piorreica. Todas estas enfermedades se curan con el zumo de limón, y tomándolo y masajeando las encías con limón.

10

LIMONOFILIAS

No hay dolor reumático que resista a una toma o cura semanal de 35 a 40 limones diarios.

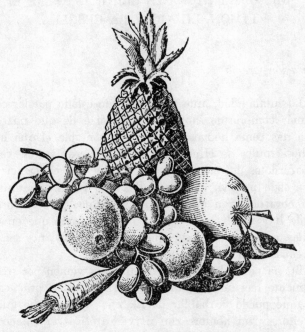

No hay nada tan poderoso en medicina como los frutos
de la tierra

¡Hay que despertar! Hay que saber que existe un vegetarismo científico moderno, certero, lógico, valiente y positivo en el cual todo el mundo puede hallar el éxito si no teme al ácido de los 15 a 30 limones diarios, combinándose los alimentos que se complementan.

MIS OBSERVACIONES CLINICAS SOBRE EL LIMON, EL AJO Y LA CEBOLLA.

Aclaración previa

La humanidad, ante tan tremendo estado patológico cada día más complicado, no debe extrañarse de que nazcan los terapeutas como hongos. No sería lamentable el que hubiera muchos émulos de Hipócrates si éstos fueran puros, verdaderos sacerdotes del cuerpo, actuando con una conciencia superior a toda prueba, en una palabra, si fueran continuadores de la obra del gran Padre de la Medicina; pero como en ese sentido hay mucho que desear, no es extraño que en ciertos detalles, como en el asunto que nos ocupa hoy, nos sea difícil atar cabos, como vulgarmente se dice.

Buena parte de los errores humanos vienen por sus bases puramente teóricas y falta de experimentación práctica, porque ¿qué puedo yo hablar de filatelia si nunca he guardado un sello?, y un hombre con nervios tróficos embotados ¿qué puede hablar de sensibilidad trófica?, el que nunca ha curado enfermos ¿qué puede decir de terapéutica? Más claro: el que nunca ha tomado limones ni ninguna otra fruta que nos da la naturaleza ¿qué va a decir sobre ellos? Naturalmente que sobre todos los temas y tópicos puede hablar, sí, teorizar y más o menos razonar un hombre muy erudito que se ha pasado la vida leyendo libros... pero aconsejar, orientar, fundamentar, sostener y afirmar con el ejemplo la verdad del asunto

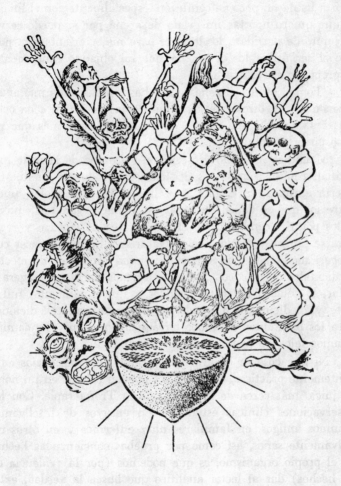

propuesto ya es otra cosa. Pues esta superioridad la da la práctica, la práctica da el conocimiento, la luz de la senda, la senda es la doctrina. Y al convencerme que en el campo naturista había un poco de confusión, especialmente con el limón, es que quiero aportar mi grano de arena por si puede servir de punto de partida a los lectores para mejor orientación, porque el ser útil a los demás ha sido mi objetivo fundamental al propagar el Naturismo.

"Tomad quince limones y muchas cebollas cada mañana", dicen unos. ¡Y otros aconsejan unas gotas de limón cada ocho días y la cebolla sólo de vez en cuando y nada más que un poco en la tortilla!

Mucho se ha dicho y escrito en el campo de la dieta medicinal, repito, sobre estos dos clásicos productos de nuestra huerta europea: la cebolla y el limón. Clasificándolos, unos, entre los que se deben desterrar de la mesa, van tan equivocados por ese camino como el que en vez de curarse y regenerarse sangre y tejidos con el Naturismo lo quiere hacer con drogas, medicinas o inyecciones y toma productos de efectos medicinales más tóxicos, y otros queriendo darle un exagerado valor, lo colocan entre los grandes y únicos alimentos nutritivos y medicinales, haciendo de ellos una panacea dietética para los habitantes del globo terráqueo. Pues por este camino estamos lejos de poner las cosas en su lugar.

Ni una cosa ni la otra. Largos años de experiencias eminentemente prácticas, creemos, nos pueden colocar en un norte de juicio más cerca de la verdad de la Trofoterapia. Con las observaciones clínicas estudiadas en ensayos de inteligentes alumnos amigos, en familiares muy enfermos y en otros relativamente sanos, así como por pruebas concienzudas hechas en el propio organismo, es que podemos (por la evidencia de los hechos) dar al lector analítico que busca la verdad, exte-

14

riorizadas en breves síntesis, nuestras nuevas aportaciones a la ciencia de la alimentación en su fase trofoterapéutica.

Desde luego que estos datos deben tomarse como estudio, como consejos, como nuevas luces en las orientaciones y nunca como prácticas cerradas, fanáticas y testarudas, sin individualizar las tomas, y menos aún si se trata de enfermos delicados en los que hay que tener mucho tino y acierto, porque, muchas veces, del criterio que se tenga del tratamiento depende su normalización. Aunque en el fondo vaya acertado, un detalle importante nos puede hacer deslizar...

Con que mucho acierto en el estudio y mucha más prudencia y tino en la práctica, porque con nuestros errores rebajamos el ideal de los ideales de la humanidad doliente, eso es, el Naturismo Integral, y con el acierto lo elevamos y colocamos en el sitio que se merece; el de salvador de la humanidad. ¡De la Luz viene la Salud!

Y ahora pondremos ante el lector inteligente algunos ejemplos prácticos.

EL LIMON COMO MEDICINA

I

Una señora joven, con escrófula perniciosa, anémica con fístula al costado derecho del pecho y todo un brazo y hombro paralizado, cuyo endurecimiento y dolores se hicieron más intensos por las continuas curaciones de radio que se le aplicaron durante muchos meses en una clínica de Barcelona, mejoró muchísimo administrándole todas las mañanas el zumo de cinco limones al despertar, y después de dos horas un buen desayuno de pan tostado, zumo de naranjas y 10 gramos de natillas o dos yemas de huevo.

Al cabo de un mes metabolizaba mejor todo lo que comía; pero le vinieron algunos trastornos sanguíneos, como erupciones de la piel, abultamiento en el pecho, mareos de cabeza, nublamiento de la vista, etc.; todo eso era fruto del efecto revulsivo del limón que removía la sangre muy sucia y estancada y que no había podido eliminar sus *residuos tóxicos* por falta de vitalidad expulsiva, que todo cuerpo normal debe tener. Al principio las eliminaciones por la vejiga eran turbias y casi espesas y muy malolientes; al cabo de un mes ya eran bastante más claras. La alimentación, que antes estaba sometida por prescripción médica y por la dictadura de la rutina de su casa, sólo era a base de carne de pollo, pescado, leche, huevos, pan blanco y chocolate... ¿Y frutas? ¡Nunca, porque le acidificaban la sangre (?), le decían! ¡Pobre ser, más ácidos

y dinamitas inflamables que los que tenía de años, endureci-
dos en escondidos rincones de su cuerpo!

II

Un señor de 40 años que había padecido de la próstata
por la friolera de más de 10 años, al someterse dos días a zumo
de limón con cebolla, nabos, apio y col hervidos, comenzó a
orinar abundamentemente y sentía grandes picazones en los
uréteres, eliminó arenilla y quedó curado de la inflamación
de la próstata.

III

En Montevideo, en el año 1919, justamente el mismo día
que en esa capital del Uruguay murió el gran poeta mexicano
Amado Nervo, a una señora de 52 años, italiana, a quien no
pudimos ver directamente y que por padecer de fuertes ataques por "piedras en el hígado" el médico creía indispensable
una rápida intervención qurúrgica, la aconsejamos, por intermedio de un pariente suyo, que tomara todas las mañanas el
zumo de dos limones y zumo de zanahoria, y que suprimiera
en las comidas todo producto porcino, embutidos, quesos, con-
fituras, pastas, fritos, bebidas alcohólicas y demás productos
concentrados a los que estaba muy aficionada aquella señora
de Italia. Al cabo de dos meses, al volverla a examinar el
médico, aquel mismo médico que hacía poco tiempo la había
aconsejado la operación quirúrgica, quedó tan maravillado que
exclamó: "¿Estoy despierto o estoy soñando?". "Despierto", le
contestaron.

Dicha señora, a pesar de haber transcurido 11 años, vive
aún. ¡Todo gracias a la alimentación vegetariana!

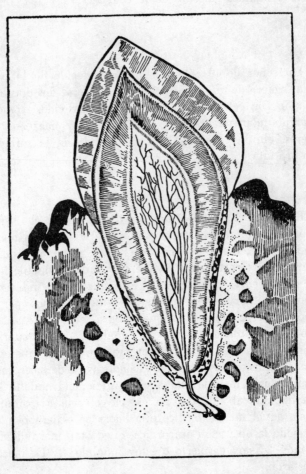

Corte vertical de un diente y tejidos adyacentes, que nos demuestran cómo la sangre alimenta el diente contínuamente. Sangre sucia, carie segura. No falla.

IV

Un señor abogado, de 42 años, sufría de úlceras en el estómago y dilatación del mismo; tenia que usar faja, tomaba bicarbonato perfumado y poco después de las comidas le venían vómitos acuosos, pero sanguinolentos y negruzcos (malas señales), y los médicos, íntimos y familiares del paciente, le habían dado por incurable y hasta ellos mismos temían hacerle la operación. Estaba abocado a la perforación. Como los dolores eran terribles, había que probar algo nuevo.

Por indicación de un vegetariano que él consultó por asuntos de leyes, vino inmediatamente a vernos, y con gran trabajo para convencerle comenzó nuestro método. Le hacíamos tomar el zumo de un limón cada mañana, con un poco de agua, y como le agradaba mucho la uva, le hicimos tomar bastante cantidad, junto con otras buenas y nutritivas combinaciones, como son: piña con nata, jugo de naranja y yemas de huevo, pan y queso tierno. No le gustaban las verduras de ninguna clase, por no haberlas comido nunca en su vida, y claro, esto era una gran dificultad para la variación de su menú diario. No obstante, al cabo de tres meses mejoró notablemente cicatrizándole algo las úlceras y astringiéndose más el estómago y como se sentía ya muchísimo mejor (equilibrio que nunca sintió en su vida), el pobre se creyó curado totalmente y se equivocó, porque para hacer esas curas, que son regeneraciones, se necesitan varios años de buen régimen. Con el entusiasmo de la curación y para demostrárselo a su familia comenzó a comer como antes: mucha leche con concentrados de glucosa, algunos guisados y caldos de pollo (?); y a pesar de advertírsele muy encarecidamente que no hiciera tal barbaridad, continuó comiendo como su familia, valiéndose de la relativa *vitalidad que había adquirido con el régimen crudo y*

19

de cicatrización por el álcali del limón. Cantaba victoria por todas partes, pero... las mismas causas engendran los mismos efectos: al cabo de dos meses al otro día de la noche de Navidad, moría de terrible angustia por la perforación total del estómago, pidiendo de nuevo y otra vez frutas y muchos limones, pero ya era tarde. ¡La Naturaleza sólo avisa una vez!

¿Qué había ocurrido? Los productos antinaturales y calientes comenzaron de nuevo a obrar, dilatando, por el calor artificial, los vasos y paredes del estómago ulcerado, y naturalmente vino la perforación.

Por efecto del riego de mejor y más pura sangre por los tejidos descompuestos y el efecto astringente del limón, podía haberse curado.

V

Una joven valenciana de 23 años, sufría hacía más de 4 años una asma bronquial con ataques nerviosos, llegando a un paroxismo de desesperación tal que se despedía, con señales misteriosas y trágicas, de su madre y de sus hermanos, por los golpes de asfixia que le invadían, al "ver" su muerte.

Conoció la madre, en un centro espírita de Barcelona, a un naturista que le indicó la Escuela "Pentalfa". Se sometió a la joven a sopas de verduras y pan "dextrin", dos veces al día; en las mañanas, cada media hora, tomaba el zumo de un limón con agua de menta natural hervida, así que en total tomaba seis limones al día. Al cabo de quince días de nuestro tratamiento trofológico individualizado, se sentía como nueva, y a los tres meses el terrible asma, con sus ataques, había desaparecido por completo.

VI

Un señor cubano, de 32 años, sifilítico, sufría tales arranques de apasionamiento sexual, que no podía pasar por su lado ninguna mujer ni tratar con ninguna persona del sexo opuesto sin excitarse prostáticamente y llegar a cometer barbaridades en ese sentido. Un íntimo amigo suyo nos lo recomendó por carta, indicándonos que había tomado "un convoy de medicinas calmantes y cada vez, al reaccionar la sangre, se hallaba más mal de estado general del cuerpo y el sistema nervioso parecía *una Babel*, estando próximo a la locura".

Las primeras dosis de limón científicamente ordenado hicieron ya su efecto disipante y atenuador de la pasión sexual, reduciendo paulatinamente su neuro-morbo hasta un límite confortable. Tuvo granos, erupciones y eliminaciones seguidas. Después el régimen a base de ensaladas y frutas y cereales dextrinizados, continuó siendo el régimen habitual. Han pasado 5 años y ya puede estar bien seguro de que su "satiriasis" ha sido vencida.

El zumo de limón mata las pasiones sexuales y los alimentos cadavéricos las avivan.

VII

A un anciano de Lérida, de 76 años, con agudos ataques de ictericia, le fue diagnosticada por varias eminencias médicas una infalible y muy próxima muerte por intoxicación, no animándose ninguno de ellos a ponerle ninguna inyección por lo consumido que estaba ya el paciente. Una hija casada, que también se había curado, hacía 4 años, de tuberculosis intestinal con nuestro sistema dietético, intervino entusiasma-

EL LIMON Y LA DENTADURA

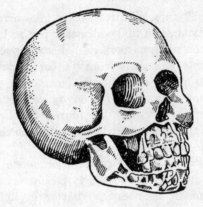

Cráneo de una persona que no ha tomado limón: tanto los dientes cómo las mandíbulas están faltas de sales, cal, sosa, esmalte y por tanto, lo que ataca a la dentadura es la falta de limón y no el limón.

Aspecto lateral de un cráneo con las mandíbulas y dentadura bien formada y con desarrollo normal teniendo en sus criptas el correspondiente diente, debido a la correcta alimentación racional y a las tomas de limón. El limón contiene mucha cal, sosa y esmalte que son los tres elementos esenciales a una buena formación ósea.

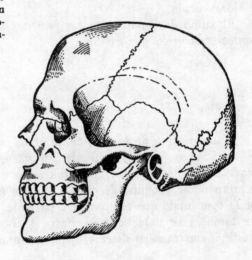

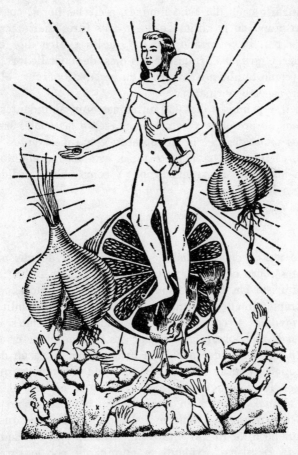

Así como el sol *astronómico* sale todos los días para todos los seres de la creación, a quienes les da vida, el limón es el sol *químico* de toda la humanidad, dando a "vegetarianos", "carnívoros", orientales u occidentales, sus dones imponderables que encierra en sus arterias. La cebolla, el limón y el ajo, son los tres elementos más eficaces en la economía doméstica para emplearlos como celosos guardianes de la Salud que es la Vida.

da en el caso de su querido y venerable padre, y después de suministrarle cada día ocho limones, a ciertas horas, combinados con zumo de naranja, de dos a tres litros diarios con un poco de pan dextrinizado integral, a los cuatro días estaba fuera de peligro; las órbitas de sus ojos, de amarillentas y nublosas (como también su rostro y su piel), volviéronse blancas y de un aspecto normal.

Los tres primeros días las micciones eran abundantes, cargadísimas de arenillas y semiespesas; sobre las cuales las propiedades oxidantes del limón obraron como disolventes y eliminadoras. Hoy, el simpático viejo está más contento que ningún joven con su vegetarismo. ¿Y cómo habría podido salvarse sin los limones?

VIII

He tenido oportunidad de oír de algunos de mis amigos conceptos sobre el limón, vertidos por el grande e ilustre médico naturista Dr. Paul Carton, de Brevanes (Francia), opuestos completamente, porque dice que el limón debilita las fuerzas vitales y causa las morbosidades que después vemos salir por la piel; observados estos casos especialmente en enfermos españoles tratados por él en Francia, por la razón de que los españoles abusan más del limón y de los tomates que los franceses. Mas yo aquí vuelvo a insistir que el error o, mejor dicho, el mal, no está en tomar limón o tomate, sino en el mismo organismo del enfermo, de sangre sucia, y que aun tiene un poco de fuerza vital eliminatoria, que, ayudada por la virtud revulsiva, oxidante y eliminante por los gránulos (vértices) de los emuntorios de la piel, debido a la reacción alcalina de esos ácidos naturales, aparece a nuestra vista el mal *que teníamos dentro*, y nunca es engendrado, el cúmulo de morbosidades por los puros y sanos frutos de la Naturaleza

24

como lo son el limón y el tomate. ¡Estos frutos limpian y depuran!

¿En qué mente humana cabe que una fruta fresca y jugosa, pura y sin albúmina ni grasas pueda engendrar pus y materia putrefacta? Lo único que hace es sacar de los recónditos rincones celulares esos residuos antiguos, generados por alimentos antinaturales o por las malas combinaciones químicas que jamás se debieran comer y cometer.

Si en realidad el limón y el tomate dieran de sí esas morbosidades, ¿cuántas no tendría el que esto escribe (como otros familiares y amigos)? pues hay temporadas que toman de 10 a 15 limones diarios y de 2 a 3 kilos de tomate cada día, y sin embargo, la piel no se les engalana con esos focos de eliminación de sangre mala, puesto que la sangre ya está exenta de esas morbosidades, debido al régimen de vida trofológica que años ha observan conscientemente.

Sustancias tan sencillas y puras no pueden intoxicar el organismo. Algunos dirán que pueden destruir los tejidos del cuerpo y estas células muertas son las morbosidades que se eliminan; pero a eso contestamos que en el mismo caso estamos nosotros, que utilizamos buena cantidad de tomates y limón (no juntos, desde luego, porque son entre sí químicamente incompatibles); ¿qué debilidad no deberíamos tener?, ¿qué acidez más espantosa no corroería nuestros "desnutridos" organismos?, ¿qué constantes crisis curativas no tendría nuestro cuerpo? Y si hubiera esa miseria fisiológica, ¿qué nos reservaría la fagocitosis?

El dicho de Cristo: *Por sus frutos los conoceréis*, es aplicable también, en este caso, en Medicina. En concreto y para terminar, quiero decir que nuestra gran práctica y experimentación nos permite afirmar que: todo estado de intoxicación general va desapareciendo a medida que el organismo reacciona favorablemente ante la presencia del zumo de limón y del jugo de frutas frescas. Inútil es decir que esta regla no es absoluta: es indispensable una larga y complicada transición en aquellos enfermos o individuos desnutridos, con el organismo repleto de toda clase de drogas y cuyo sistema nervioso está completamente desequilibrado y desgastado. Si .a estos enfermos se les suministra el limón y el tomate sin una previa transición, el tremendo choque químico que se produciría podría tener fatales consecuencias.

Acidez característica en las personas no frugívoras es debida (que no les quepa la menor duda), por una parte, a la gran cantidad de pan, arroz, harinas y purés que toman en las comidas diarias, y por otra, a las *malas combinaciones* de los alimentos entre sí, y a las comidas de carnes antinaturales para nuestro cuerpo, a las grasas, aceites, pastelería y medicinas. Y, naturalmente, cuando estas personas toman algunas frutas jugosas (especialmente limones, tomates, naranjas, nísperos, melocotones, etc.), los emuntorios, que son los pulmones, los riñones (por la vejiga) y la *PIEL* trabajan en la eliminación y vemos entonces que lo que hemos ingerido no se ha metabolizado, reintegrado ni eliminado normalmente por congestión, y quedan los residuos para quemarse en parte cuando viene alguna fiebre. Pero... ¿a qué esperar teniendo en esas frutas los medios más eficaces para la normal eliminación?

IX

La esposa de un íntimo amigo nuestro dió a luz una hermosa niña, a la que tuvieron el gusto de ponerle por nombre Pentalfa. Debido a la tendencia a la hemofilia de la señora por su sangre disémica, y a una mala maniobra del tocólogo, tenía continuos y alarmantes derrames *post partum*, pero, después de 40 días de angustias, sonreía agradecida al Naturista al que tantas veces había esquivado.

Se le había suministrado abundante caldo de cebolla bien hervida con hojas de achicoria verde y en cada taza de caldo (que debía tomar cada hora) agregábasele el zumo de un limón a veces, y otras medio con un poco de aceite y una yema de huevo. Sin ningún otro trastorno y con toda normalidad cesaron los derrames a las 24 horas, pero como se entusiasmara por el buen resultado de los infinitos recursos del Naturismo en su fase trofoterapéutica, continuó siendo vegetariana, y hasta la fecha se ha sentido muy bien, pudiendo criar a la niña con su propia leche hasta los 15 meses. Hoy la niña tiene 5 años, y la madre, no es que tome todos los días limón, pero siempre se toma uno o medio por la mañana sin temerle, ya que tan recomendable es para los que sufren de pérdida de sangre por las encías u otros derrames crónicos, por sus efectos astringentes.

Análisis químico del limón.

El limón está comprendido entre las frutas ácidas jugosas de la familia de las "citrus", conocido en casi todas las partes del mundo, en parte debido a la facilidad de transporte y su resistencia a los cambios de temperatura.

Químicamente, el limón contiene proporcionalmente: Agua fisiológica, 90. Albúmina, 0'50; Aceite o cuerpos grasos, 0'50; Azúcar, 0'90; Sales vitales, 2; Alcalis y ácidos, 5; Celulosa, 1'10.

Para conservar largo tiempo los limones es conveniente elegir los más sanos (no importa estén un poco verdes) y que no tengan golpes. Se envuelven, uno por uno, en papel de estraza o de periódico y se colocan en sitio seco y oscuro.

27

Cuando después se van a buscar están bien jugosos y con la piel más fina. Para aprovechar aun mejor su jugo es conveniente calentarlo un poco al fuego; se ve que el calor dilata más los tejidos y se desprende más agua. Puesto en agua salada, cambiándola cada tres días o bien en barriles con serrín de corcho se conservan también varios meses.

El limón, finalmente, no acidifica el estómago ni lo perfora, al contrario, es un reconstructor de tejidos por su acción cicatrizante y un aniquilador de *ácidos*. ¿Uno tiene ardores de estómago o acidez después de las comidas? Pues no alarmarse por eso: se toma un poco de limón con otro poco de agua tibia y entonces pasa, pero en caso de que la acidez persista se vuelve a tomar, aunque en más cantidad y pasará.

El limón no destruye el esmalte de los dientes como dicen algunos médicos y el vulgo, equivocadamente, porque si no perjudica el estómago menos daño puede hacer a las muelas que tienen más resistencia; al contrario, el limón fortifica las encías y la raíz de las muelas y dientes, y por vía interna da, al torrente vivo de sangre que alimenta continuamente a las células de esmalte, al hueso y nácar de la dentadura, con las sales de *sosa, sal, hierro, sulfuro, magnesio,* etc., para la construcción arquitectónica de los principales materiales que generan las muelas y los dientes, paulatinamente.

Hay casos de vegetarianos que han ido perdiendo a pedazos las muelas o los dientes que debido a un mayor esfuerzo masticatorio (por las verduras y frutas duras) y al cambio de vibración de la sangre que desde la entrada de mayor cantidad de *sales* constructivas en el torrente, expulsan los viejos materiales *semipesados,* como escombro, y debido a la falta de *poder vital local* de reconstrucción no pueden curarse las caries y echan la culpa al vegetarismo; no hay tal porque la degeneración de los tejidos internamente iba avanzando cada día, pero como ya el cuerpo es viejo...

Los limones y el estómago caído.

Una señora de Manresa, de 62 años de edad, desconocedora por completo del Naturismo, por el contrario, muy enemiga del sistema Naturista, porque un sobrino hacía años le hablaba de la necesidad de ponerse en tratamiento trofoterápico, ella se burlaba de él, porque tomaba baños de sol completamente desnudo y comía frutas; hasta le trató de loco un día y se enfadaron en serio, él razonaba y ella vociferaba; sin embargo, después de tres años, hicieron las paces y ella no vaciló en probar el crudivorismo después de estar completamente desengañada de los médicos y desahuciada de éstos.

Estuvo 32 días bajo nuestra observación clínica diaria, a base de cinco limones diarios en los primeros seis días, con 3 comidas de fruta madura (naranjas, fresas y peras, con un poco de pan Dextrin), y al cabo de estos días aumentamos a nueve limones diarios y cambiando las 3 comidas diarias por manzanas y nata, ensaladas tiernas con zanahoria cruda rallada y muy poco aceite de olivas; así hasta los quince días, pasados los cuales se le suministró quince limones diarios en forma de zumo siempre, desde luego, y repartidos entre las comidas, tomados lentamente succionando con 2 pajitas como puede verse en el grabado que presentamos en otra página. El régimen a seguir después de estos días restantes fue nuevamente de frutas, se componía de fresas, cruelas y nísperos con bastante cantidad de zumo de naranja. A esta altura ya se quitó la faja que le sujetaba el abdomen. ¿Estaba loca esta viejecita de 62 años? ¿Qué hacía quitándose la faja con el estómago caído después de llevarla consigo noche y día? ¿Era un milagro o un encantamiento? ¿Estaba soñando en el país de *Las mil y una noches?* ¡No! Se tocó varias veces el estómago y vió que estaba ante una realidad. Ella estaba sana y salva, pisando segura, con sus pies sobre el suelo, ella que años atrás había reñido con su sobrino "loco" cuyas "chifladuras" debían volverle a la vida. ¡Ah, paradojas de la ciencia! Entonces, ¿qué hacen los médicos que han estudiado 12 y 15 años en la Universidad Central? ¿Por qué me operaron? ¿Por qué querían operarme otra vez? ¿Qué me hacían cuando me recetaban polvos y drogas y cuando me diagnosticaban y palpaban las regiones epigástricas y me aplicaban los rayos X y me invitaban por docenas de veces a la radiografía? ¡Misterio y misterio! ¿Quiénes son los locos? ¿Quiénes son los curanderos, quiénes los intrusos en el arte de curar: el que cura o el que dice curar y no cura?

El caso fué que a los 32 días fué dada de alta para seguir después, naturalmente, un régimen compatible ·con su edad y estado convaleciente consistiendo en una dieta de frutas, exclusivamente, unos días, y otros de ensaladas con pan dextrinizado y piñones o almendras tiernas, y manzanas como postre. Estos casos son verídicos, y repito que con mi archivo estoy dispuesto a verificar ante quien quiera.

Ha pasado ya más de un año hasta el momento de escribir estas líneas y no ha vuelto a tener ni la más pequeña molestia, la que se había resignado a morir con la faja puesta sobre su estómago y vigilada por la gaya, por la venerable y sabihonda ciencia médica escolástica y ortodoxa.

¿Dónde quedan, entonces esa elevada cúspide y esas barbas vetustas de la torre de Babel de la medicina farmacológica ante la humilde ramita de una docena de limones?

¿Qué hacen los enfermos que no tiemblan ante estas verdades?

¿Qué hacen los médicos alópatas con sus retortas, si en esos casos de enfermedades del aparato digestivo, un poco de zumo de limón tiene que hacer tambalear todo su edificio de errores y contradicciones basadas en corregir defectos dejando siempre la causa en pie?

¿Por qué no prueban las curas de limón? ¡No lo harán, no! Les falta valor, les falta carácter, les falta nobleza de reconocerse equivocados. ¿Y el juramento de Hipócrates, en el que os comprometéis a velar para siempre en bien de la Humanidad, dónde ha quedado?

Una tal Josefa Durán, de San Andrés, apareció en mi oficina de la calle Pelayo con un agujero en el lado derecho de la lengua, hacia la punta. Todos los médicos le habían dicho que no había nada que hacer y que moriría de ese cáncer de la lengua pues el tamaño del agujero era como el de la boca de un tintero, es decir, como de un centímetro cuadrado de superficie. Ni un momento llegué a dudar de que se curaría en poco tiempo al saber que esta pobre mujer de 40 años estaba resuelta y dispuesta a todo, a todo sacrificio de paladar, a todo régimen frugívoro y a tomar todos los limones que yo estuviera dispuesto a darle, porque decía: "muerta por muerta, tanto me da jugarme la vida". Porque, por lo que se vio después, también ella se resistió al principio a quien le habló de la cura del limón y no se decidió hasta verse perdida.

Triste suerte la mía, pensé yo, que sólo me tocan casos verdaderamente perdidos y de *lasciate, ogni speranza,* en los que no existe vislumbre alguna de curación, ya que los prosopopeicos doctores (!!!) no nos dejan, a los naturistas, ningún enfermo con un pedazo bueno para remendar porque ellos han quemado y enfermado todo, células que no tienen ya posibilidad de reaccionar. ¡Muertos, resucitad! y nos dejan sólo el camino preparado en esos cadáveres que caminan, recorriendo consultorios y más consultorios, para que los naturistas, al aceptar curas imposibles caigamos en ridículo ante el público.

31

Claro que a veces aceptamos, y más aun cuando nuestro corazón sensible a los dolores del mundo vibra ante las cálidas lágrimas de una madre que siente dejar en el mundo a sus queridos hijos, y como no somos dioses infalibles en absoluto, entre tantos puede fallarnos un caso... Pero, ¿de quién es la culpa? ¿por qué no se acudió antes cuando tal vez se estaba a tiempo? ¿Por qué no se acudió en el primer instante de oír la voz del Naturismo por primera vez al amigo, al pariente o al vecino en vez de tratarlo de loco? ¿Por qué no comenzó a hacer la cura de limón en el primer día?

¡No obstante, mientras hay vida hay esperanza! ¿Quién es el que sabe con exactitud cuándo nos ha llegado el último momento? ¡Ni el padre santo! Por eso que se dice: nada se pierde con probar, y todos prueban. Esto mismo le cruzó en la mente a Josefa Durán, con una propina en la lengua, con la flor y nata de la civilización moderna: ¡un cáncer!

Y así comenzamos, hace siete meses, el tratamiento más severo que se puede aconsejar, que al mismísimo doctor Cartón, el profesor Dulin y el "tocayo" de Valencia, echarían el grito al cielo y el colegio de Médicos de Barcelona habría mandado ponerme la camisa de fuerza. Sin embargo, ahí la tenéis hoy sin cáncer en la lengua, pruebas son amores. Esta valiente señora llegó a tomarse hasta 33 limones diarios durante muchísimos días y régimen de frutas exclusivamente, además se curó otros males de estómago y de hígado que tenía. Sepa el lector que esta señora no miente, los médicos tampoco le mintieron que tenía cáncer, al que esto escribe tampoco le conviene mentir porque sería un impostor, un necio, y tarde o temprano se le descubriría el engaño y porque está muy convencido de que *le buggie hanno le gambe corte.*

Orquitis y limones

Un joven de 23 años, entusiasmado por esa propaganda que tanto abunda en el ambiente carnívoro, de Venus fecunda y aromática de los barrios esos tan concurridos del famoso distrito Quinto de Barcelona, fue traído casi a la fuerza a mi presencia por un amigo y un hermano suyo. Le miré. Cara pálida, casi cadavérica, ojos hinchados, la tristeza, la terrible tristeza en el alma y una gran anemia en la sangre me revelaron la angustia terrible que estaría pasando aquel ser. Ni una palabra más. Iridiagnosis: El testículo izquierdo (ojo, capitanes de mujeres, el testículo izquierdo es siempre quien os delata, ¿por qué?) ¿Orquitis a la puerta? No, orquitis en toda la casa. Ni una sola palabra más. Cogí uno de mis papelitos en blanco y la estilográfica, y puse: 5 limones al despertar. Baños de sol directos a las partes sexuales (aunque no esté usted conforme con el desnudismo) y antes de comer 4 limones más. La comida de frutas: medio melón, 2 libras de uva y 8 a 10 melocotones y 2 trozos de pan "dextrin". A las 6 de la tarde otros 4 limones en zumo, como siempre; para cenar, frutas solas, especialmente sandías y peras, para dar lugar a orinar bastante, así los uréteres se limpian, y antes de ir a dormir temprano tomar otros 5 limones y un baño bien caliente, de agua sola a los testículos. Esto durante 5 días. Todos los días igual, sin variar. Comenzó el régimen el 7 de agosto y al volver para renovar el plan el día 12 había ya cambiado por completo su rostro y toda la hinchazón de la orquitis había desaparecido como por encanto.

Los médicos, como los enfermos, deben ir acostumbrándose paulatinamente a los grandes éxitos del Naturismo Científico, de los que cada día aparecen nuevos y cuya lista es interminable.

No obstante, la persecución a los profesionales Naturistas, es también dura en todas partes por envidia y deseo de venganza de muchos médicos y farmacéuticos, los cuales no saben precisamente que cuanto más se combate al Naturismo peor es, porque éste más se hace sentir en el seno del público por sus ventajas. Por los procesos que han tenido lugar en muchos países contra profesionales naturistas, por curar enfermos sin medicinas, inyecciones, drogas ni operaciones, y sólo por la medicina natural, mejor dicho de la dieta, se han hecho naturistas muchos señores fiscales, abogados, acusados y defensores, ujieres testigos y hasta los mismos jueces se han hecho naturistas al ver las grandes razones científicas que tiene el Naturismo.

Los enfermos que se presentaron en defensa de los naturistas que les habían salvado la vida han sido millares, allí han discutido el Naturismo y se ha hablado de la vida naturista y de sus buenos efectos, y todo el mundo se ha enterado de la doctrina naturista de la que antes no estaban enterados. Además, se habla en los periódicos, en revistas, en libros y hasta se han hecho controversias e interviús debido al choque que produce en la mente del público el pensar que por qué tienen que combatir a los naturistas siendo el Naturismo un sistema más útil y beneficioso para la salud de la humanidad que la medicina alopática.

El público se indigna y toma hasta por criminales a los médicos acusadores por estar éstos interesados en que no se conozca la verdad. Pero nosotros, no obstante, sin querer ofender ni atacar a los médicos que no simpatizan con el Naturismo (respetamos todas las opiniones), vamos a decir la verdad en bien de todos los enfermos.

Citaremos un caso de "resurrección" de una joven de 30 años, de Rubí, tuberculosa de la medula, con mal de Pott, tabes y tumor degenerativo originado por el agua acumulada en la región lumbar derecha tocando la pelvis. Su cuerpo en general era anémico y tuberculoso. Tenía una inapetencia profunda y no tenía ni fuerzas para andar ni hablar. Los médicos querían a toda fuerza operarla y aun no aseguraban ningún éxito; de todas maneras quedaría mal. Su ánimo estaba decaidísimo, pesimista y sin esperanzas de vida.

Un primo suyo, que tampoco era naturista, pero que simpatizaba con *PENTALFA* porque la había leído muchas veces, le indicó la conveniencia de someterse a nuestro tratamiento, y así lo hizo. Decididamente comenzó el plan de dieta cítrica y régimen trofológico con baño de sol completamente desnuda, y al cabo de 35 días reventó el tumor, saliendo más de dos litros de pus, que ya no era pus, porque el limón había obrado como desinfectante; esta materia era de mal aspecto, pero no tenía mal olor. Poco a poco fue cobrando la columna vertebral su aspecto normal, la encorvadura desapareció; podía andar a los pocos días, su rostro recobró el color más normal con más aspecto de salud, todas las molestias y dolorosas punzadas que continuamente sentía en la región del tumor y en la medula desaparecieron, y el hambre natural fue en aumento cada día. Hoy se come los platos de frutas con pan "dextrín" como si hubiera comido así toda la vida, tal es la naturalidad de su cuerpo.

La familia de esta joven creyó estar ante un milagro, ante un caso de encantamiento cuando vieron a la joven en posición normal y que ya no quería morirse. Dos días antes de iniciar la cura trófica, los médicos la coaccionaron moralmente al enterarse que ella se iba a poner en tratamiento Naturista, con el profesor de Barcelona, se burlaron de ella y le dijeron que si quería morir que probara el Naturismo, así cogería una debilidad de la que no podría restablecerse más en toda su vida. "Más mal de lo que estoy no podré ponerme", contestó la joven.

"Con tantas medicinas e inyecciones como yo he tomado sin conseguir curarme, ahora quiero probar esto de que tanto me han hablado los que se han curado."

Puede imaginarse el lector la alegría que tendrá hoy esta joven, que del borde del abismo viendo cara a cara la muerte, hoy le sonríe la vida.

El régimen que siguió fué el siguiente:

De 6 a 8 limones al levantarse. Baños de sol a la espalda y ducha. Comida: 2 vasos de jugo de uva, medio melón, 5 melocotones y 3 trozos de pan "dextrín". Tarde: paseo. Cena: frutas como al medio día. Otros días: caldo oxidante de verduras: ajos, cebollas y apio. Ensalada de lechuga y 12 a 15 limones. Respiraciones profundas.

¿Por qué cura el limón?

Cura porque es ácido.

Una substancia frutal cuanto más ácida es, más poder terapéutico tiene porque es más neutralizante de venenos y residuos de nuestra sangre. Casi todas las enfermedades, el hombre las tiene en la sangre. La sangre es, precisamente, la que debemos purificar. Purificar quiere decir revulsivizar la masa líquida que circula debajo de nuestra epidermis, en nuestros tejidos, en nuestros huesos, es decir, hasta en lo íntimo de nuestra célula, influyendo hasta en los dientes, las uñas, los cabellos, etc...

Revulsivizar es exprimir una cantidad de tejidos orgánicos y hacer que arroje toda putrefacción humoral que por su calidad y por su cantidad no se ha podido oxidar o eliminarse por el efecto del libre riego de la sangre arterial rica en vitaminas y sales alcalinas (naturales, fisiológicas), con su consiguiente tanto por ciento de oxígeno puro que en una persona que no se alimenta bien (entiéndase bien, por una alimentación científica natural es decir: crudivorismo) es más la sangre venenosa (sucia, anémica), la que predomina en ese organismo que la arterial (pura y oxigenada), y de ahí que el envenenamiento es crónico, por tanto hay un estado morboso, infeccioso, microbiano, patológico, anémico, débil, y este estado y medio ambiente humoral ácido fuerte por putrefacción necesita otro ácido fuerte también que no perjudique en lo más mínimo al organismo, a nuestras mucosas internas, a nuestras glándulas internas, a nuestros nervios, pero sí que vaya directamente a matar, a destruir ese ácido fuerte, artificial y morboso, producto de todas las putrefacciones estomacales y más que nada *intestinales* y este ácido fuerte, desinfectante y microbicida, y destructor de ácido a la vez (un clavo saca a otro clavo), y al mismo tiempo *oxidante* y eliminador de piedras y de cálculos, condensaciones de ácido úrico es el *zumo de limón* en cantidad. El *ácido cítrico* del limón es al que muchos temen, médicos y enfermos; sin embargo, es el que cura de verdad y no perjudica al cuerpo ni a los nervios. El limón cura porque oxida, porque actúa en nuestro interior como una vibración que reduce a lo más mínimo el radio de acción infeccioso del veneno por su efecto altamente astringente, depurador y quemador de residuos.

37

El limón cura porque es la quinta esencia de la evolución química del reino frutal adaptado al aparato digestivo humano y su linfa es perfectamente asimilable por nuestras glándulas y naturalmente penetrando en lo más íntimo de nuestras células y haciendo en ellas este maravilloso efecto purificativo, es el remedio heroico y único por excelencia, ya que los otros frutos ácidos no tienen la intensidad de alcalinidad del limón.

¡Evitad vuestras enfermedades tomando limón!

Bebed muchos limones, no temáis, miles de enfermos curados atestiguan su eficacia curativa y su inofensividad en nuestros nervios.

Su Alteza el Limón.

Desde Palma de Mallorca recibimos y publicamos esta carta sin comentario:

Profesor Capo: No sé si recordará, cuando tuvimos el honor de conocernos, que le expliqué que había sido operado hacía seis años, a consecuencia del golpe que me dieron en los testículos y en cuya operación me sacaron la sangre compacta que me daba una gran inflamación en dicho órgano.

Pues bien: usted recordará que en el primer dictamen que me indicó, me recetó baños de sol acompañados de baños de mar y, por la mañana, la fricción de limón y también tomar el zumo de ALGUNOS. Pues al tomar los baños con una embarcación que tengo, dejé por descuido el suspensorio dentro del bote, pues no había pensado en ponérmelo (tiene que tener en cuenta que al operarme, yo pregunté al médico a ver qué tiempo tendría que llevarlo, y me dijo que el suspensorio tendría que llevarlo "toda mi vida", pues la operación quita resistencia a los tejidos y nunca podría ir sin aparato. Efectivamente, dado lo que me molestaba, principalmente en verano, intenté algunas noches quitármelo y al día siguiente, al despertar, tenía una pesadez en dicha región que parecía que llevaba un peso de diez kilogramos colgado de ello, y tenía que apresurarme a colocar de nuevo el suspensorio). Hace poco, un día, al legar al taller me di cuenta que no lo llevaba puesto; pues, mi intranquilidad fué grande por temor a que me pasara lo mismo que aquella vez al levantarme. Sin embargo, no sentía nada anormal, y decidí esperar mi vuelta a casa que tenía que ser por la noche, y aun vi que me hallaba bien. Para concluir le diré que hasta la actualidad no sé ni por dónde fué a parar dicho utensilio, ni falta que me hace.

También antes de conocer esta "nueva vida" me era imposible andar por la calle, a no ser con mucha dificultad y algunos días con dolores, y muy pronto notaba el cansancio, debido a la violencia en el andar, y de un mes a esta parte ha habido semana que sin contar el trabajo que tenía que hacer todo el día de pie y bastante rudo, andaba unos kilómetros a pie, cuatro por la mañana y cuatro por la tarde, que era el trayecto en donde tenía el trabajo, y al llegar a casa no notaba ninguna fatiga ni que me molestara.

No se lo había mandado decir antes sólo por ver si esta mejoría era o no duradera, pero ahora cada día veo más que antes.

—¡Su Alteza el Limón, hay que descubrirse!

Es tal la alegría que tengo al pensar que a este paso, tarde o temprano, tengo que ensalzar hasta lo más infinito al Naturismo, aunque ya pueden contar con mi modesta propaganda, luego la haré más, porque ya estaré bueno, y luego tendrá que sufrirme la "ciencia alopática" que causa tantos estados dolorosos quitando vida y recurso a los enfermos.

PASCUAL J. JOFRE

39

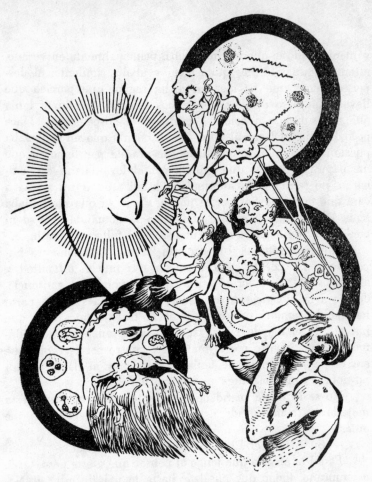

¡¡MADRES, DETENEOS!!

¿No veis que la sífilis os destruye vuestra matriz y vuestros hijos están amenazados de depauperación física y moral?

¿Os agrada tener hijos con taras del terrible cáncer, del escrofulismo, de la tabes dorsal, del mal de Pott, del raquitismo, de la tuberculosis y de la anemia más horrorosa? ¿Queréis poner término a tanta degeneración física? ¿Queréis la salud, amáis la vida de vuestros hijos y de vosotras mismas? ¿Queréis gozar aún de una relativa salud? ¡Iniciaos en la Vida Naturista Trofológica, bebed cada mañana 3 a 4 limones que os iluminarán como un sol de esperanza! ¡Madres! ¡¡Despertad!!

LO QUE DICEN LOS GRANDES ROTATIVOS DE BARCELONA DE LA DIETA TROFICA

Las enfermedades del estómago.

En el local de *Pentalfa* dió el profesor Capo una conferencia científica detallando cómo enferma, un estómago por las comidas con sus excesos de albúminas animales y vegetales, y cómo se cura a base de ensaladas cocidas, de raíces, verduras tiernas y zumo de limón.

Hizo ver la necesidad de utilizar la manzana cruda en papilla y la pulpa de las frutas como la uva, el melocotón y el melón, para curar radicalmente las enfermedades de estómago, afirmando categóricamente que los ácidos-álcalis de las frutas, especialmente el limón no acidifican el estómago; al contrario, neutralizan los ácidos de origen dispéptico. Tal es la importancia de la dietética en el trofismo interno.

Comentario: Desde 6 a 8 años a esta parte ha venido bajando el precio de cotización en el mercado de la carne, y por el contrario, ha aumentado enormemente el precio del *limón* a pesar de haber aumentado en más de un 100 por 100 la producción agrícola frutal del limón. ¡Pues en este verano de 1935 hemos tenido que pagar hasta 0.60 por un limón y algunos hasta una peseta!

Enorme diferencia de cuando hace pocos años se compraban 3 ó 4 limones por 0.10. ¡¡Si se toman limones!!

COMO SE TOMA EL ZUMO DE LIMON PARA SER EFICAZ

La clave de cómo poder tomar tanto limón está resuelta: tomarlo con la pajita

El zumo de limón no se bebe, se succiona. Ahí es donde ha radicado el error de la forma de tomarlo y por el cual se le temía. Ahora está resuelto el problema: el limón tomado así no perjudica a los dientes, y además así, agrada.

Antes, cuando no habíamos dado con el *MODO* de tomar el limón, nos hallábamos con la dificultad de la *dentera* que da el limón a los dientes y muelas, al beberlo en la forma corriente. Pero al ocurrírsenos la idea de beber el limón succionado por una pajita de trigo, colocándola casi al final de la lengua y tragando así a pequeños sorbos, pudimos comprobar dos ventajas: 1ª Que no se sentía la acidez y agriedad desagradable en la boca en el momento de tomarlo; y 2ª Que al ir a masticar después verduras, pan u otra substancia cualquiera más o menos dura, no registrábamos la dentera consabida. De manera que hoy ya no podrán decir los dentistas que el limón ataca a la dentadura al pasar por la boca porque con el popote se evita que el zumo de limón toque y "destruya" el esmalte de la dentadura.

Tomando una cierta cantidad de zumo de limón cada día tendremos el hígado constantemente descongestionado y, por tanto, sin residuos, lo cual hace que nos sirva de aperitivo y de combate contra la inapetencia. No podemos resistir a la tentación de recomendar el zumo de limón no sólo a los que comen "de todo", sino que también a los naturistas que aun tienen cosas que curarse.

El limón ha entrado ya en la Academia internacional y es considerado como la más alta representación de los agentes

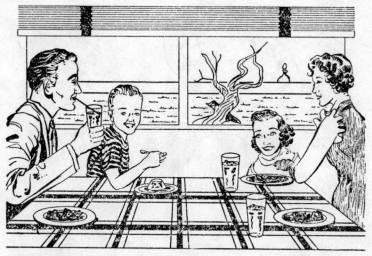

El padre, naturista, enseñando a tomar el vaso de zumo de limón a su hijo, cada mañana y después el bañito de sol

medicinales en las afecciones de los órganos respiratorios... Por descubrir una vitamina en el limón, el profesor Euler, es laureado con el Premio Nóbel de la Química, 1934 (Véase página 7).

La cebolla y el limón combinados ambos, y éstos alternados con método trofológico verdad, pueden curar la *HERNIA* en combinación con los baños de sol y las fricciones de zumo

43

de cebolla el limón encima de las partes herniadas... aunque, gran ventaja es para el herniado evitar las fermentaciones intestinales combinando bien los alimentos.

La cebolla, como el limón, es muy recomendable contra los estados de "edema" de las piernas, hinchazones, hidrope-

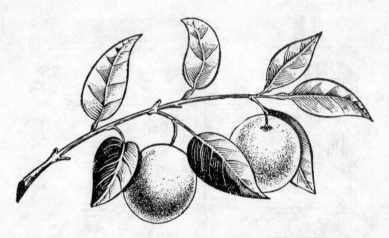

El limón tiene la mejor virtud medicinal... ¡Plantad limoneros en vuestro jardín, en vuestra huerta, en vuestros montes!

sía y en todos los males de la garganta... Para utilizarla en mayor cantidad es conveniente rallarla y después colarla con un colador de metal o bien con un paño limpio, y así se obtiene un excelente líquido fuerte donde todos los microbios de la gripe, del tifus y de la sífilis no proliferan y mueren...

Hemos conocido varios casos de insomnio crónico de señoras que hacía muchos años que no podían dormir por las noches y con terribles desasosiegos. Y esto después de probar muchos remedios y además varios sistemas naturistas. Comprendiendo que esto era debido a la intoxicación nerviosa de los plexos, recomendamos limones en cantidad, de 10 el primer día, 20 el segundo y 35 el tercero, y a la cuarta noche se duerme.

La madre que toma zumo de limón, evita el catarro a su niño.

Cuando la madre nota alguna anormalidad en la forma de respirar o bien en la temperatura de su niño que amamanta en su propio seno, es necesario que tome bastante cantidad de zumo de limón para que por intermedio de la leche materna, haga al niño lactante el efecto oxidante y febrífugo.

Después de exprimir el limón se coloca un poco en el hueco de la mano y se unta en la piel de todo nuestro cuerpo de arriba abajo. Y si se le agrega un poquitín de aceite aun es mejor. Esta fricción ayuda a suavizar la piel y a la circulación de la sangre.

El reumático y el obeso son los más grandes entusiastas del limón, porque en realidad es con el uso continuo y frecuente de ellos como han conseguido resultados positivos y reales.

Es que ya le podemos dar vueltas al problema éste de la curación del reumatismo o del estado gotoso por alimentación exenta de limón, que de esta forma no habrá curación verdad posible. Sin grandes cantidades de zumo de limón no hay cura. Esa es nuestra convicción. No es fanatismo ni ceguera, sino comprobación, comprobación y larga práctica en el tema de los ácidos y el reuma.

CUANDO TENGAIS UNA HERIDA ECHADLE ZUMO DE LIMON

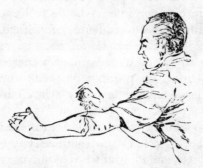

Para las heridas o rasgaduras, hemorragias y accidentes donde brote sangre de alguna parte del cuerpo, ponerle zumo de limón es lo más acertado, porque el limón por su acidez natural comprime los vasos sanguíneos, cicatriza, desinfecta y al mismo tiempo es microbicida. Además, el zumo del limón como el del ajo y de la cebolla, es el más grande *neutralizante* natural que se conoce, neutraliza los venenos de la digestión, los venenos de las mordeduras, de arañas, de serpientes, de insectos, perros, gatos, como también puede neutralizar los venenos de las inyecciones, de las vacunas, de los sueros, de los anestésicos, etcétera. Naturalmente que en casos de apuro tiene que ser la dosis muy grande para que el efecto sea seguro y eficaz. Depende del caso.

También es eficaz el zumo de limón aplicado en las heridas cuando uno se corta, o se da alguna rasgadura; obra como desinfectante y cicatrizante, por esto el zumo de limón es el mejor restaurador de las heridas y hemorragias. El limón, por su efecto astringente conviene también a los hemofilios. El zumo de ajo y de cebolla son también muy desinfectantes.

EL LIMON COMO MEDICINA SIGUE
TRIUNFANDO

La humanidad está artrítica, está acidificada; por eso la humanidad necesita limón, mucho limón, para curarse.

Considerando el temor y la aversión que en general se tiene al limón, eficaz agente terapéutico, máxime en los casos de llagas y úlceras del estómago, acideces, hiperclorhidrias y excesos de ácidos en el estómago y píloro, teniendo en cuenta esa antigua superstición sostenida por la chocha escuela médica de que "bastante ácido hay en el estómago y no hay que echarle más"; encontrándonos a diario casos de enfermos que, necesitando una intensa alcalinización de la sangre, repudian espantados todo lo que es fruta (naranjas, limones, etc.), o tomates, y teniendo, además, en cuenta lo contrario que nos han llevado muchos colegas con respecto a nuestros especiales e individuales estudios científicos sobre el *limón y la cebolla* (cuya primera edición de dicho libro se agotó rápidamente), hemos de decir a todo esto, que nosotros seguimos siempre avanzando en nuestro tiempo que ha emprendido camino trofoterápico, especializándonos cada vez más, gracias al mayor número de casos tratados, en el estudio del limón, a fin de que nuestras demostraciones sean cada vez más positivas, más palpables, más contundentes y sin empañarlas con dudas ni vacilación alguna.

Por consiguiente, repetimos una vez más que el limón, lejos de acidificar el estómago o la sangre, los desacidifica, es decir, mata o neutraliza los ácidos malos formados por la mala manera de comer y vivir. El limón es ácido, pero es un ácido natural de la planta virgen, no un producto de la fermentación; por lo tanto, mata los ácidos pútridos de los intestinos y de la sangre: "Un clavo saca a otro clavo". El limón no perjudica en lo más mínimo a nuestro organismo, aunque se tome en cantidad considerable; en cambio, el alcohol perjudica en la cantidad más pequeña, siendo, por tanto, su acción en el organismo altamente nociva. El alcohol, como todo producto de la fermentación es artificial; por lo tanto, embota y mata las neuronas; en cambio, el zumo de limón las despierta y vivifica.

A continuación relatamos algunos casos prácticos que hay que añadir a los muchos que ya hemos dado a conocer.

La úlcera del estómago y el limón.

Un señor andaluz, jefe de cocina de a bordo de uno de los buques de la Compañía Trasatlántica, hacía tres años que no podía descansar ni de noche ni de día a causa de unos ardores agudos en el estómago producidos por extensas úlceras en el mismo, acompañados muchas veces de vómitos de sangre. Probó todo el arsenal de recursos de la "ciencia" médica y de la farmacopea. Y en el preciso momento en que se disponía a recurrir al suicidio como único —para él— remedio a la teribe desesperación que le causaban los ácidos del estómago y el crónico estreñimiento, un amigo le habló del Naturismo científico, y vino a vernos. El tratamiento a que le sometimos tuvo que ser, por lo avanzado del caso, muy enérgico: tres ensaladas al día, compuestas cada una de ellas de tres lechugas; unos diez rabanitos, dos apios, dos zanahorias ralladas, cuatro o cinco aceitunas, aliñadas con una cucharada de aceite, y además con el zumo de quince limones (esto, cada ensalada). Apenas transcurridos dos meses de haber empezado este tratamiento (tiempo suficiente, según los galenos, para que el pobre enfermo tuviera el estómago perforado por los cuatro costados), el enfermó curó, con el mayor asombro por parte suya y de la familia. Ahora sólo come platos vegetarianos compatibles, unas veces a base de verduras, otras a base de frutas, habiendo aumentado en unos dos meses más de ocho kilos. Hoy es uno de los mejores amigos del Naturismo Trofológico.

La sífilis y el limón

El caso que ahora relataremos es una muestra elocuente de la eficiencia del limón en la curación de la sífilis.

Un joven empleado de "El Siglo", estando a punto de casarse, contrajo el "Mal de Venus", lo cual llegó a conocimiento de su novia. Le causó grandísimo disgusto. Al pensar que el día de mañana pudiera traer él al mundo un hijo sifilítico, le remordió tanto la conciencia, que puso en su mente —como en el caso anterior— la idea del sucidio. Un hermano suyo le aconsejó nos visitara, y al cabo de cuarenta y cinco días de estar sometido a un tratamiento radical a base de zumo de limón, con sesenta naranjas diarias como único alimento, estaba fuera ya de peligro. Como puede verse, en este caso se suprimió en absoluto las grasas, los azúcares y toda clase de harinas, porque éstos alimentan a los microbios.

Estos otros casos que ahora describiremos son también una muestra elocuentísima de las virtudes curativas del zumo de limón.

El limón y los intestinos

A una señora, de Barcelona (Sans), que padecía inapetencia y tuberculosis intestinal, se la sometió a un tratamiento, durante tres meses, a base de caldo de ciruelas secas hervidas y de frutas crudas y bien maduras, acompañado, como es de

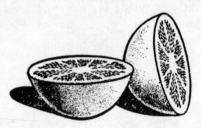

Un limón partido en dos, pronto para ser exprimido.
En cada despensa de los hogares naturistas no ha de faltar nunca una docena de limones

suponer, de las correspondientes dosis de zumo de limón. Como hemos dicho, padecía, entre otras cosas, inapetencia y sólo le gustaba comer judías y garbanzos secos cocidos y aliñados con bastante aceite, lo cual le había causado esa enfermedad que venía padeciendo desde hacía 25 años. Pues bien: curó fácilmente, abriéndosele gran apetito por todas las frutas y verduras.

El limón y la nefritis

Un anciano de 78 años, empresario de una anónima oficial y muy conocido en Barcelona, desahuciado por los médicos al ver que era ya imposible conseguir que efectuara sus micciones normales y evitar el envenenamiento por reabsorción, fué sometido un día, a las seis de la tarde, al tratamiento trofoterápico a base de zumo de limón y naranjas, con algunas compresas de zumo de limón bien calientes en la renal, y a las 9.15 de la noche ya orinaba y estaba fuera de peligro, continuando después la vida vegetariana. Hoy cuenta con más de 86 años y anda campante por las calles.

El zumo de limón limpia las glándulas de secreción, los vasos sanguíneos por vía interna y permite al organismo defenderse de las dificultades anabólicas originadas por el desequilibrio neuro-patológico para hacer vibrar en el menor tiempo posible el organismo en equilibrio. Por eso propagamos el limón.

El zumo de limón no perjudica a los nervios

Se cree, generalmente, que el limón es bueno, sí, para muchas enfermedades, pero que no va bien para los enfermos del sistema nervioso. Y esto es un grave error. Porque justamente si el enfermo del sistema nervioso es nervioso, es debido, por lo general (salvo raras excepciones) a que tiene un riego morboso de sus filamentos por tener la sangre impregnada de toxinas, la que al pasar por el bulbo raquídeo produce una congestión al no encontrar el paso libre. y esa congestión vasomotor repercute en el cerebro con unas contracciones nerviosas al ritmo del pulso cardíaco.

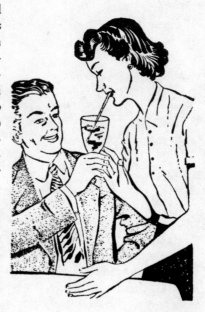

Suprimiendo este ambiente humoral tóxico en la masa de la sangre, no existe opresión. De esta libertad viene la calma, la serenidad del sistema nervioso. Como todo el sistema, los tejidos nerviosos se nutren de sangre pura. Esta sangre pura nos la facilita únicamente la reacción alcalina del zumo del limón.

Después, la nutrición de los nervios nosotros la obtenemos con las comidas de ensaladas de lechuga, almendras o piñones, patatas y boniato o bien arroz cocido y combinado con pan dextrinizado y aceite puro de olivas.

MAS DE CIENTO SETENTA PROPIEDADES QUIMICO-MEDICINALES DEL LIMON

1. El limón es antiescorbútico. Tomando cada día el zume crudo de 12 limones, se cura y evita el escorbuto.

2. El limón es lo único indicado para atajar toda infección febril. Tomando cada día el zumo de 12 a 15 limones, se evita toda posibilidad de infección así como se rebaja toda fiebre por muy alta que esté. Para curar éstas u otras fiebres no emplea el Naturismo científico trofoterápico otro elemento que el zumo de limón crudo.

3. El limón es indicadísimo contra el tifus. Tomando, en cantidad suficiente, el zumo de este precioso fruto, las altas fiebres tíficas no resisten el elevado poder microbicida del zumo de limón crudo.

4. El limón cura rápidamente el sarampión. A los niños, no importa la edad, puede curárseles el sarampión en menos de tres días; basta para ello que tome con frecuencia y en abundante cantidad zumo de limón algo rebajado con agua o bien con agua de cebolla bien hervida.

5. El limón cura la escarlatina. En este caso, tomas de jugo de limón deben alternarse con tomas de zumo de naranja, o bien con jugo de uva, o bien con caldo de cebolla.

6. El limón cura la erisipela. Para este caso las tomas de zumo de limón han de alternarse con tomas de caldo de verduras o cebolla.

7. El limón tomado en cantidad cura la difteria. El limón evita la difteria porque desinfecta la sangre y la garganta de una manera tan radical y segura como no puede hacerlo ningún microbicida de la medicina alopática. El limón reduce en este caso la inflamación, y gracias a la *alcalización* química que produce en el momento de ingerir su zumo permite al organismo del diftérico defenderse rápidamente, sin perjudicar en lo más mínimo al cuerpo y sólo ataca al mal.

8. El limón cura y evita la viruela. La viruela es una eliminación natural del cuerpo causada por la suciedad de la sangre. El limón mata los gérmenes morbosos; por consiguiente, evita la viruela. Esto, desde luego, en el caso de tomarse en gran cantidad, porque si es poca la cantidad que se toma no hace efecto.

9. El limón, tomándolo en suficiente cantidad, en combinación con ensaladas silvestres es muy recomendable para matar toda clase de parásitos intestinales.

10. El limón cura las dilataciones del estómago; pero esto con la condición indispensable de tomar su zumo ensalivado. El efecto astringente del limón hace que las paredes se vayan poniendo más recias y, por tanto, más fuertes para digerir, y de esta forma consigue vitalidad.

11. El limón cura los ataques por "piedras en el hígado" y la próstata.

12. El limón es el agente más eficaz para combatir rápida y seguramente todas las afecciones de la garganta, porque desinfecta y tonifica las mucosas de las membranas.

13. El limón es un gran agente microbicida en todas aquellas enfermedades de carácter contagioso.

14. El limón es muy eficaz para combatir las anginas de pecho. En este sentido he tenido infinidad de casos de verdadera curación radical con sólo administrar por la mañana al levantarse, en ayunas, el zumo de 15 limones. El éxito ha sido siempre halagüeño, incluso en personas de edad avanzada y cuyo padecimiento era crónico. Desde luego que para tomar el zumo de tantos limones el enfermo debe desplegar una gran fuerza de voluntad; pero esto no tiene importancia, porque aparte de que hay personas a quienes les gusta mucho el jugo de limón, aquellas a quienes no les gusta lo toman con fruición cuando saben que es el único remedio seguro.

15. El limón es la panacea universal contra la gripe. Tómese el zumo a grandes dosis. Trate de sudar copiosamente y volver a tomar más limón y la gripe no será nada.'

16. El limón es ·lo más recomendable contra el "trancazo".

17. El limón cura y evita las inflamaciones de la piel y de la sangre, porque el limón es desinflamante.

18. El limón es lo mejor para cortar las diarreas, porque corta la fermentación butírica y pútrida, y produce un efecto astringente.

19. El limón es muy recomendable contra el "beri-beri".

20. El limón es el remedio más acertado para curar la tos en todos sus grados.

21. El limón conviene a los inapetentes. Tómese el zumo de uno o dos limones antes de cada comida.

22. El limón es un poderoso depurativo, purificando la sangre en muy corta temporada, si se sigue el régimen racional.

23. El limón mata los gérmenes de la tuberculosis y el enfermo puede curarse si aun tiene vitalidad para reaccionar.

24. El limón es conveniente tomarlo en gran cantidad en los casos de bronquitis, siendo además conveniente hacerse compresas de zumo de limón al pecho empleando algodón o bien un paño de hilo.

25. El limón es lo único indicado en los casos de pulmonía o bronconeumonía. ¡Nada de específicos ni baños! El zumo de limón en cantidad suficiente es la mejor medicina. El zumo de limón corrige el mal desde adentro, porque va directamente a los glóbulos de la sangre.

26. El limón evita y combate la vejez prematura porque rejuvenece las células de la sangre y de los tejidos.

27. Tomando el zumo de 5 limones todas las mañanas, antes del desayuno, de 5 antes de comer y de 5 antes de cenar, no se sufren dolores de cabeza.

28. El limón está indicado contra la jaqueca porque activa la actividad dinámica de los corpúsculos rojos en la corona cerebral.

29. El limón, tomado desde luego en gran cantidad combate y evita el alcoholismo. Lo combate porque cura sus perniciosos efectos, y lo evita porque al que se acostumbra a tomar zumo de limón le repugna toda bebida alcohólica.

30. El limón destruye todas las excitaciones sexuales morbosas porque descongestiona las glándulas; por consiguiente, mata todo deseo o apetito sexual *anormal*. Es éste un mal tan

generalizado, que si a ciertas personas se les normalizaran sus glándulas sexuales, logrando que éstas tuvieran deseos normales, creerían que habían perdido la potencia sexual. Por lo tanto, no hay por qué extrañarse cuando, al tomar zumo de limón, desaparezcan los continuos e irrefrenables deseos sexuales, porque no hace otra cosa más que volver a la normalidad. El que es adicto al limón tiene hijos sanos y hermosos. El limón no infecundiza; al contrario, prepara una masa de glóbulos rojos sanos y, por lo tanto, un esperma puro, fecundo, viril.

31. El limón tomado en buenas dosis, calma los desequilibrios del sistema nervioso, aunque a primera vista y debido a su gusto agrio, pueda parecer todo lo contrario. Inmediatamente después de haberlo tomado, origina en las células nerviosas una rápida desintoxicación que se manifiesta a continuación por una gran euforia fisiológica, en reacción de bienestar.

32. El limón es el dentífrico por excelencia; limpia y blanquea los dientes, conservando siempre la dentadura.

33. El limón es un gran sedante del corazón. Son numerosos los casos en que, de común acuerdo con el picante, he logrado vencer prontamente las palpitaciones del corazón. El limón purifica la sangre y, fluidificándola, regulariza inmediatamente el ritmo normal del corazón. Palpitaciones crónicas de muchos años, bastó una semana de tratamiento para curarlas.

34. El limón despeja el cerebro, y, por consiguiente, ello se traduce en una perfecta y clara manifestación del pensamiento y la inteligencia.

35. El limón, tomado en cantidad suficiente, desconges-

tiona la arteria de la sien, indicando esto que la arterioesclerosis desaparece.

36. El limón, tomado a tiempo en la juventud, evita la
arterioesclerosis, que no es otra cosa que una vejez prematura;

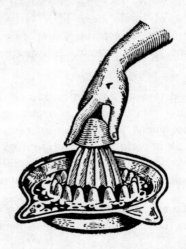

Cómo se le extrae el jugo al limón. . .

y en caso de padecer ya dicha afección, el limón la corrige
muchísimo, aunque se tenga 85 años.

37. El limón es el remedio más eficaz para combatir la
piorrea porque es el agente más poderoso de destrucción de la
fermentación microbiana de la boca y la de las encías.

38. Tomando una buena dosis de limón bien ensalivado,
y haciendo a continuación respiraciones profundas con la boca
cerrada, se corrige en el acto el hipo.

39. El limón es empleado también, y con mucho éxito, contra el "tortícolis".

40. El limón combate las pesadillas y los insomnios.

41. El limón también lo empleo para corregir la paspadura o agrietamiento de los labios y de los pechos, porque cicatriza. Por lo tanto, el limón es el cicatrizante por excelencia, sea de aberturas por efecto del viento o por sangre mala.

42. El limón es el cicatrizante ideal para toda clase de heridas, como, por ejemplo, en las operaciones o caídas.

43. El limón me ha dado resultados positivos cuando lo he empleado en las hemotisis de los tuberculosos. No he vacilado en administrarles buenas dosis de zumo de limón en las crisis agudas, habiendo cesado éstas al cabo de pocas horas. Cuando más, al cabo de pocos días el restablecimiento ha sido completo. Huelga hacer notar que a estos enfermos he tenido que darles mayor cantidad de alimento energético (caldo de verduras con almendras y piñones molidos y un poco de aceite batido junto con yema de huevo), a fin de que reaccionen en la formación de nuevo plasma sanguíneo.

44. El limón está muy indicado contra la lepra.

45. El limón combate los granos de la cara. Además, si se emulsiona con un poco de aceite de almendras o de yerbas silvestres, es la mejor pomada para aplicarse en la cara y cuello.

46. El limón es un gran destructor de las erupciones de la piel.

47. El limón me ha dado muy buenos resultados en las inflamaciones de las amígdalas, cuyas operaciones son siempre absolutamente inútiles, y las he evitado por centenares.

48. El limón lo he empleado también contra las carnosidades de la nariz. Para hacer esta curación tiene que absorberse zumo de limón por la nariz a medida que se aspira profundamente el aire. Al cabo de dos o tres meses, no ha quedado ni rastro de carnosidades.

49. El limón, tomado en gran cantidad, detiene rápidamente todo envenenamiento de la sangre. No hay que temer el limón cuando se emplea para uso interno.

50. El limón cura y evita el carbunclo. Como éste consiste en una gran infección de la sangre, puede aplicarse al caso del carbunclo, lo que se detalla en el número 14, además de una fuerte aplicación de chorro de agua hirviendo.

51. El limón cura todo resfriado de nariz, de cabeza, de garganta y de cuello.

52. El limón cura las anginas en veinticuatro horas, bebiendo una gran cantidad, y con otra haciendo gárgaras.

53. El limón es el único agente que puede curar con seguridad y rapidez el catarro; pero a condición de tomar su zumo en cantidad de 15 a 20 limones exprimidos en ayunas, aumentando su poder si se le agrega zumo de cebolla.

54. El limón es el único remedio infalible contra la gordura y la obesidad.

55. El limón quita con rapidez todo estado de hinchazón, de apariencia fofa o de morbidez.

56. El limón evita y destruye las adiposidades.

57. El limón cura el dolor de estómago, y su uso continuado lo evita. El ácido que se fabrica en el estómago por

malas digestiones es destruído por otro ácido natural, y éste es el limón.

58. El limón, debido precisamente a que es ácido, cura y evita toda acidez del estómago o del hígado, la hiperclorhidria y la bilis.

59. El limón, tomado continuadamente, llega a extirpar el asqueroso y pernicioso hábito de fumar.

60. El limón es un contraveneno indicado en numerosos casos de envenenamiento.

61. El limón cura y evita el linfatismo.

62. El limón descongestiona los falsos colores rojos de la cara, entre otros, los que da el vino; por consiguiente, con esto queda bien demostrado lo que he dicho en otro lugar respecto a la acción del limón sobre toda clase de bebidas alcohólicas.

63. El limón ha sido objeto, por parte de distinguidos bioquímicos, de brillantes y sorprendentes experimentos: en el caldo de las carnes los microbios del Tifus y de la Tuberculosis viven y se reproducen; pero en el zumo de limón mueren a los pocos minutos. Tomen nota los grandes terapeutas.

64. El limón es un gran regulador de la economía de nuestro cuerpo, pues en invierno se siente menos frío y en verano menos calor.

65. El limón cura los granitos de la lengua y de los labios.

66. El limón evita el cáncer, y su uso en dosis bien estudiadas lo destruye y combate siempre victoriosamente.

67. El limón es muy recomendable en el embarazo para la madre que gesta, pues con su uso saldrá un niño sano y

exento de grasas. Por consiguiente, el limón prepara a la madre para el parto sin dolor.

68. El limón es un gran aperitivo, el mejor tónico.

69. El limón es indicadísimo para combatir el raquitismo.

70. El limón cura y evita la escrófula.

71. El limón combate las várices.

72. El limón hace desaparecer rápidamente las manchas de la cara.

73. El limón neutraliza la bilis en el estómago y corrige el exceso de bilis en el hígado.

74. El limón corta toda acedía o acidez en el estómago o en la boca.

75. El limón da resultados maravillosos cuando se emplea en cualquier enfermedad del hígado.

76. El limón coadyuva eficazmente a que el metabolismo asimilativo interno se efectúe con el máximo de normalidad.

77. El zumo de limón combate y evita la sequedad de garganta, y la sed no vuelve a molestar jamás, si se toma puro.

78. El limón es muy recomendable contra los estados de "disemia", lo mismo en sus manifestaciones grasas que en la disemia flaca.

79. El limón es el único remedio para los sabañones.

80. El limón es el gran remedio del paludismo.

81. El limón es el mejor remedio contra la mordedura de animales rabiosos, perros, gatos, ratas, asnos, etc., y ade-

más, para la picadura de las arañas venenosas, serpientes e insectos. El limón es un remedio eficacísimo para la rabia, porque mata los gérmenes malignos; pero esto a condición de que sea tomado en gran cantidad; tomar diariamente el zumo de 35 a 50 limones, repartidos en tomas a intervalos y aislando, además, el órgano afectado, o bien aplicando baños de vapor.

82. El limón es el gran enemigo de las pestes, endémicas y epidémicas.

83. El limón regulariza los desarreglos menstruales de las jovencitas y de las mujeres.

84. El limón llega a destruir y hace desaparecer, a base de un tratamiento relativamente largo y continuado, el flujo blanco.

85. El limón combate la gonorrea.

86. El limón combate, y con gran éxito, por cierto, la sífilis.

87. El limón, tomado en cantidad, es muy conveniente para evitar y curar la "tabes" dorsal.

88. El limón lo he empleado, siempre con mucho éxito, en la curación del llamado mal de Pott. A base del factor tiempo, como es muy natural he conseguido curaciones radicales en enfermos que habían estado bajo el llamado tratamiento naturista. Con estos tratamientos equivocados no se consiguió absolutamente nada, todo lo más, seguir empeorando, siendo ello debido a que no se iba directamente a la causa. Con el tratamiento científico a base de limón se va directamente a la causa del mal y éste se cura. Nosotros recomendamos desde luego como lo único eficaz las curas de limón; pero no dejaremos de llamar mucho la atención sobre el hecho de que sin una gran experiencia en el asunto y un gran conocimiento de

causa, pueden algunos exponerse a un fracaso en la aplicación en estos casos de gravedad.

89. El limón combate la "malaria" y las fiebres llamadas "de Barcelona".

90. El limón cicatriza las úlceras del estómago, el ácido mata al ácido.

91. El limón cura las llagas de la garganta y de la boca.

92. El limón es lo mejor contra la colitis.

93. El limón es lo más indicado en la peritonitis.

94. El limón cura las inflamaciones del hígado y del páncreas.

95. El limón me ha dado resultados maravillosos e inesperados en la curación de la hipocondría. En este caso he comprobado que aniquila rápidamente la acumulación de venenos en el hígado.

96. El limón es indicadísimo en todos los casos de dilatación del hígado, estómago e intestinos.

97. El limón suprime las ampollas de la piel y de los labios, que aparecen a seguido de una gran indigestión.

98. El limón, tomado su zumo en gran cantidad, desinfecta y cura las hemorroides.

99. El limón cura el sexualismo y la satiriasis.

100. El limón cura y evita las hemorragias post-parto lo mismo si son internas que externas.

101. El limón cura las granulaciones de los ojos. Para ésta ha de administrarse bajo la forma de uso interno y de uso externo. En el uso interno hay que tomar mucha canti-

dad de zumo de limón, y en el uso externo se usará el zumo de limón, rebajado con agua, bajo la forma de baños de ojos.

102. El limón cura la conjuntivitis.

103. El limón cura las hemorragias de la nariz.

104. El limón cura la paroditis.

105. El limón cura la tuberculosis intestinal, siempre que el enfermo no haya entrado ya en el estado preagónico (?).

106. El limón cura las "rasperas del esófago".

107. El limón es muy conveniente usarlo en las operaciones, para evitar infecciones y para curar o cicatrizar más rápidamente las heridas.

108. El limón tomado en dosis estudiadas, según lo prescribe la ciencia trofoterápica, disuelve los malos humores y las piedras y cálculos del hígado.

109. El limón disuelve cálculos. Varios casos lo comprueban. Los cálculos o piedras en el hígado o en la vejiga de la orina han sido disueltos en un alto porcentaje por tal virtud altamente oxidante del ácido cítrico del limón; otros cálculos, al reducirse un poco, han sido arrastrados hacia fuera por la orina, a su empuje.

110. El limón también está muy indicado contra la uremia.

111. El limón es muy indicado contra la caída de las pestañas.

112. El limón lo he empleado siempre, y con mucho éxito, contra la caspa y la calvicie, en fuertes fricciones cada día en unión de zumo de cebolla.

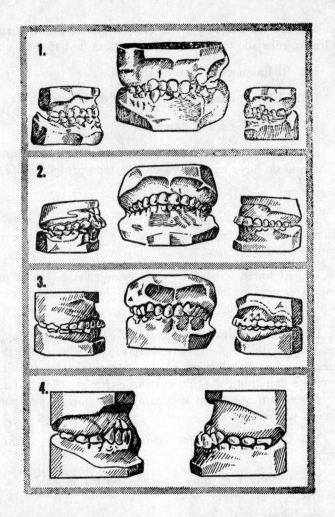

ODONTOLOGIA NATURISTA. — 1. Maloclusión dentaria, clase I de Angle. — 2. Maloclusión dentaria, clase II de Angle. — 3. Maloclusión dentaria, clase III, división II de Angle. — 4. Maloclusión dentaria, clase III de Angle. Todas estas deformaciones son debidas a falta de higiene interna. La ausencia de limón destruye la dentadura por vía interna. El limón vence la piorrea.

113. El limón es indicado contra las eliminaciones mucosas de la nariz y de los ojos.

114. El limón está muy indicado contra la picazón e irritación de la piel y de la sangre.

115. El limón es el remedio infalible para los males de la matriz y ovarios.

116. El limón es febrífugo por excelencia.

117. El limón está muy indicado contra el exema húmedo o seco.

118. El limón está indicado contra la urticaria.

119. El limón es el gran enemigo de la roña y la sarna.

120. El limón, pasado en forma de fricción sobre la piel, ahuyenta a las moscas y mosquitos. Aunque en la práctica hemos podido comprobar que a quien tiene la costumbre de friccionarse con zumo de limón, las moscas y otros insectos molestos no le acuden ni le pican tanto, y si bebe mucho limón, menos aún.

121. El limón tomado en cantidad rebaja el abultamiento del vientre.

122. El limón combate la ciática.

123. El limón combate y disuelve el ácido úrico.

124. El limón, al destruir el ácido úrico, se convierte en el remedio más eficaz y en enemigo encarnizado del reumatismo.

125. El limón combate la gota.

126. El limón desinfecta y cura rápidamente las fístulas.

127. El limón regulariza el metabolismo interno, permitiendo así la más perfecta asimilación de los alimentos.

128. El limón es lo más indicado para la higiene de la piel y del cabello.

129. El limón, empleado en forma de compresas, da los más excelentes resultados en los dedos afectados por una eliminación de ácido úrico.

130. El limón tiene la virtud de conservar la línea. Como su acción es benéfica, en resumen, para todos los órganos del cuerpo, éstos trabajan con su máximo de rendimiento y perfección, de donde proviene un equilibrio general en todos aspectos.

131. El limón es muy recomendable para la orquitis.

132. El limón es el mejor y más rápido remedio para rebajar y curar la inflamación y evitar la infección en los casos de vulvitis.

133. El limón contiene importantes vitaminas por lo que su uso continuado es muy recomendable. Precisamente por ser las vitaminas que contiene las más importantes y las que desempeñan el más comprometido papel en los conflictos de la Fisiología química, el limón es el remedio más indicado en los casos de avitaminosis.

134. El limón, por la gran limpieza y eliminación que efectúa en todo el aparato respiratorio, facilita y aligera la respiración; la respiración lenta, pesada y angustiosa desaparece, pues, con el uso del zumo del limón.

135. El limón corta rápidamente los flatos intestinales.

136. El limón hace desaparecer rápidamente el mal aliento de la boca.

137. El limón es el primero y el último remedio que debe tomarse en caso de blenorragia.

138. El limón es el gran substituto de la tintura de yodo; tiene muchas más ventajas que éste y no tiene ninguno de sus defectos. Aplicado puro es el mejor desinfectante y el mejor cicatrizante.

139. El limón combate los dolores de vientre, de estómago y riñones, así como también el dolor de muelas.

140. El limón, por ser el agente de más altas propiedades medicinales que se conoce, es en cuanto se refiere a la medicina, el compañero fiel del ser humano.

141. El limón es antiespasmódico, regularizando todas las contracciones anormales de los músculos y los espasmos nerviosos y de vientre.

142. El limón es antieritémico. La eritema solar, que consiste en la excesiva irritación de la piel y caída consiguiente de la misma, que es originada por una permanencia demasiado prolongada en el sol y más que nada por no haberse friccionado previamente la piel con zumo de limón. De todos modos, en caso de eritema debe aplicarse con mucha suavidad el zumo de limón, el cual acelerará la curación y cicatrización rápida de las llagas si las hubiere.

143. El limón, combinado con cebolla y lechuga, conviene mucho a los dispépticos, porque les limpia y regenera las paredes estomacales.

144. El limón es antidiabético. Administrado trofoterápi-

camente, el limón se convierte en el más terible enemigo de la formación de azúcar.

145. El limón cura la edema en todas sus manifestaciones.

146. El limón, a base de cantidades bien administradas y

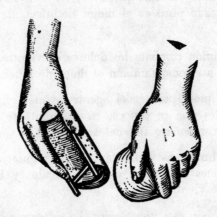

Cómo se ralla le çebolla... luego toda la masa se cuela y se toma con limón por las mañanas, contra el catarro y el asma

tomado con persistencia y por tiempo prolongado, cura toda clase de efisemas.

147. El limón cura las irritaciones de la vejiga y de las vías urinarias.

148.—El limón combate la sed, así como la falta de secreción de jugos en las glándulas de la boca y del estómago.

149. El limón cura los dolores del reumatismo circulante, así como todas las manifestaciones artríticas en general: tofos

o nudos en los dedos, llagas en el lugar de nacimiento de las uñas y en las articulaciones.

150. El limón reduce la Ptosis (caída del estómago o del intestino) por su efecto astringente sobre el tejido del estómago o intestinos. Para estos casos es necesario tomar diariamente el jugo de 15 a 20 limones, cuyo zumo deberá distribuirse en varias tomas; por ejemplo, si el número de tomas ha de ser de cinco deberá tomarse cada vez el zumo de tres a cuatro limones. Al cabo de doce o quince días de seguir esta curación o tratamiento déjese sentir el maravilloso resultado de la misma, con el consiguiente rejuvenecimiento.

151. El limón combate la espermatorrea.

152. El limón corrige la sinovitis, que es una inflamación de las glándulas sinoviales.

153. El limón cura el prurito.

154. El limón evita las poluciones nocturnas.

155. El limón cura la pleuresía.

156. El limón cura la coriza.

157. El limón cura la apendicitis crónica y emprendiendo el tratamiento a su debido tiempo, evita la apendicitis aguda, siempre a base de individualizar el tratamiento.

158. El limón, tomado en cantidad, regulariza seguidamente todas las funciones de eliminación entre ellas y especialmente la transpiración. Aquellos que sudan al menor esfuerzo, así como aquellos que no logran sudar a pesar de los ejercicios más violentos, vuelven al cabo de poco tiempo a su estado de normalidad.

159. El zumo de limón tomado en cantidad suficiente reduce las neurismas.

160. El limón tomado en dosis científicas y bien combinadas, reduce y hace menos violentos los ataques epilépticos.

161. El zumo de limón combate la Ictericia y la cirrosis hepática.

162. El limón combate la leucorrea.

163. El limón cura la disentería.

164. El limón cura la cistitis.

165. El limón cura la prostatitis.

166. El limón ayuda a la curación de las hernias.

167. El limón evita las hemiplejías crónicas y agudas.

168. El limón cura la disnea crónica y aguda.

169. Con este breve resumen sobre las ciento sesenta y tantas propiedades químico-medicinales del limón, el fruto ácido y alcalinizante más sublime de la tierra, dejamos sentado una vez más que hoy día el hombre, con el apoyo y auxilio de la ciencia experimental naturista, puede curarse de todos sus males por medio de este gran agente de la Naturaleza; por lo tanto, no tiene necesidad de recurrir a la farmacopea, porque ésta siempre emplea venenos más o menos peligrosos, los cuales tanto daño han causado a la humanidad.

170. Hemos hablado, por lo que a nuestra práctica se refiere, de las virtudes y dones medicinales del limón; pero siendo que quedan por enumerar unas doscientas aplicaciones más de uso higiénico externo propias e indicadas para conservar el cuerpo bien limpio, bello y por ende sano, el limón debiera de entrar en la clínica preventiva profiláctica, cuyas normas,

unidas a las de la vida Naturista integral, serían suficientes para asegurar a la raza una vida sin enfermedades y, como consecuencia, feliz.

171. Las propiedades medicinales del limón vienen propagándose en Europa desde hace más de cien años (hablamos,

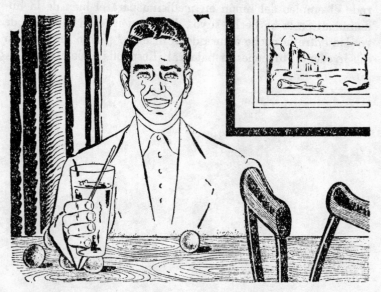

Un reumático tomándose 35 limones. Comenzó por uno y fué aumentando otro cada día

naturalmente, en el sentido científico). En Barcelona, lo venimos propagando nosotros, por medio de conferencias y de nuestra PENTALFA, desde hace unos trece años, espacio de tiempo que ha bastado para que en España se haya sabido apreciar el gran valor medicinal del limón y el infinito número de propiedades medicinales que posee. Afortunadamente, estas verdades ha sabido reconocerlas la Medicina oficial al otorgar el premio Nóbel 1934 de la Química al profesor sueco Euler por haber éste descubierto que el limón contiene una vitamina que cura la neumonía.

172. ¡En buena hora la Ciencia Internacional ha oficializado el empleo del limón en medicina para el bien de la humanidad! Se lo ha hecho suyo. ¿Pero quién le ha redimido de verdad entre la noche oscura de la historia? ¡Fruto sublime, un día irredento, tu tienes la palabra! ¡Responde a tiempo!

> No temáis al zumo de limón, tomadlo poco a poco, sabedlo tomar: con la paja y a sorbos... No es lo mismo que sin la pajita: con ésta no da dentera.

EL REMEDIO CONTRA EL CATARRO Y
LA BRONQUITIS

*El ajo y la cebolla pode-
rosísimos microbicidas.*

Todas las grandes co-
sas que pueden benefi-
ciar al hombre están en
la Naturaleza.

La madre Tierra tie-
ne en su inagotable se-
no toda la virtud de la
vitalidad homogénea in-
terna representada en
su raíces, en las hojas,
en los frutos.

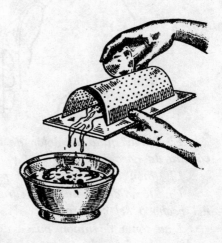

Rallando un ajo y una cebolla y tomando sus jugos, tal
como lo demostramos aquí gráficamente, bien en unión con
limón, o bien con ensaladas de lechugas, zanahorias, rabanitos, achicoria interna y otras ensaladas tiernas, no hay bronquitis ni catarros, ni enfermedades del pecho que se resistan.
Se cura sin fracaso.

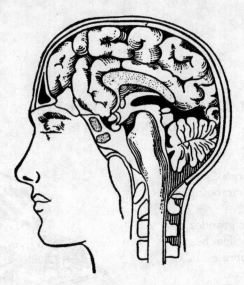

El limón quita el dolor de cabeza, tomado *en te de cáscara de naranjas.*

El limón calma los nervios porque los purifica.

Una toma de limón puede curar un catarro o un resfriado del pecho o del cerebro.

Una toma de limón puede destruir en un minuto una acidez o un dolor de estómago.

En dos minutos, un vasito de zumo de limón puro puede cortar una diarrea.

El zumo de limón es el mejor desinfectante para las heridas.

En vez de jabón emplead limón para lavar la piel y el cabello.

El limón mata los microbios.

El limón desinfecta: Es hoy de uso general en las barberías.

El limón quita la sed y las arrugas del rostro.

EL limón es contra la Piorrea.

De gusto repugnante y desagradable son las medicinas. El zumo de limón es agradable al paladar, agudiza las secreciones salivares y tonifica las glándulas del estómago. Además el ácido del limón es un poderosísimo desinfectante del ambiente humoral de la boca y por tanto deja un sabor perfumado, una boca fresca y nos asegura una dentadura sana.

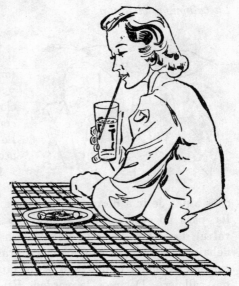

La forma más elegante de tomar el zumo de limón.

El limón y los males del hígado

A cierto joven, desesperado ya por padecer de catarro crónico de la nariz y garganta, de continuos y abundantes granos en la cara, así como de tuberculosis intestinal, se le sometió a nuestra dieta de limones, ensaladas y frutas, y a los dos meses estaba curado de las principales molestias (catarro y hepatitis, granos de la cara), sanando poco después también de la tuberculosis intestinal.

Además, hemos tenido muchísimos casos de eliminación de cálculos renales y hepáticos, tratados y curados sin más intervención que la de los limones en tomas de dosis graduadas.

La calvicie y el limón

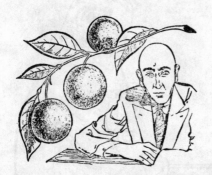

La calvicie en los jóvenes se cura con repetidas tomas de zumo de limón y con las continuas fricciones de zumo de limón, con ajo machacado, cebolla rallada y un poco de aceite.

Este masaje fricción ha de ser hecho todas las noches antes de ir a dormir y tapándose la cabeza con una toalla, para no ensuciar la almohada, y lavarse con agua natural al despertar. De esta forma destruimos la masa sebácea debajo del cuero cabelludo, cuya grasa es la que pudre la raíz del cabello y lo destruye. Aquí no se trata de charlatanismo callejero. Decimos la verdad. Este plan cura cuando se llega a tiempo; si el mal es muy viejo y el sujeto tiene mala reacción, es posible que la mejora no sea tan grande.

El limón y las palpitaciones

Una señora, de Zaragoza, muy gruesa y que desde hacía siete años venía padeciendo de palpitaciones, curóse de éstas en unos 30 ó 40 días de tratamiento enérgico a base de zumo de limón, repartido en varias dosis tomadas antes de las co-

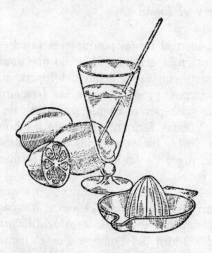

midas. Las palpitaciones no han vuelto a presentarse, y hoy es una entusiasta naturista.

El limón es sedante, disminuye la presión y regulariza el funcionamiento del corazón.

El limón es el mejor antiséptico natural

Cada mañana tomad por lo menos el zumo de un limón. El limón quita el mal gusto de la boca y esa pastosidad que se tiene al despertar, además aclara la voz y quita las afecciones de la garganta.

El limón es una medicina universal, es buena para los vegetarianos, para trofólogos, para naturistas, para los semivegetarianos y mejor aún para los "carnívoros".

La dentadura y el limón

Muchos temen al limón porque creen que éste ataca a la dentadura. Nada más erróneo. El ácido que ataca a la dentadura precisamente no es el ácido del limón, sino que es el ácido que se forma, producido por las fermentaciones de la sangre, cuando pasa por el riegue sanguíneo de las raíces de la dentadura. Y estas fermentaciones de los humores de sangre previenen de las malas mezclas de los alimentos y de la falta de frutas, jugos de ácidos naturales, verduras, raíces, jugos de frutas, etc.

Las carnes, los pescados, los huevos, los quesos, la leche, el pan, las harinas, las patatas, el arroz, los pasteles, el chocolate y el alcohol son los verdaderos acidificantes malos que atacan a la dentadura del hombre. Por el contrario el ácido del limón neutraliza y ataca a esos ácidos productos de la fermentación. ¡Tomemos limones y desechemos esos alimentos mal combinados y estaremos seguros de tener una dentadura sana!

La mejor manera de exprimir el limón

Después de exprimir los limones en la forma que demuestra este gráfico, se cuela todo el líquido con un colador

fino. De esta forma cola-
do el caldo de limón es
muy fácil después el paso
del jugo por el interior de
la pajita, no sufriendo así
obstrucciones ni ataca-
mientos.

Las otras formas de ex-
primir el limón no han
dado tan buenos resulta-
dos como el de este sen-
cillo exprimidor de cristal.

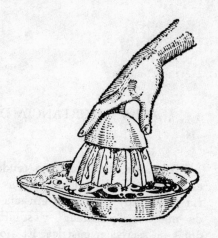

LA IMPORTANCIA DEL AJO CRUDO

El sabor fuerte del ajo crudo es un gran desinfectante, es un microbicida, un tonificador de nuestra glándula pituitaria (el olfato) y de gran eficacia para la secreción glandular de nuestras "parótidas" y sublinguales, como de las glándulas de secreción gástrica. El ajo crudo, machacado y entreverado con la ensalada de lechuga, tomate y rabanitos, con un poco de aceite y aceitunas, va muy bien (es lo mejor) contra la anemia y facilita al mismo tiempo la formación de los glóbulos rojos en la sangre.

El ajo, comido crudo, despierta el hambre y por ello se desprende que sea un gran aperitivo. Su elemento mucilaginoso y rico en hierro contribuye a elevar el poderoso valor terapéutico del reino animal sobre el hombre. Un diente de ajo machacado y puesto en forma de emplasto, destruye el veneno, desintoxicando la sangre.

Para los que sufren de bilis y de boca amarga por las mañanas, es de efecto radicalmente curativo tomar un diente de ajo crudo machacado y colado en un vaso de agua, con un poco de zumo de limón.

El zumo de ajo con agua quita más rápidamente la sed en verano.

La combinación de ajo crudo machacado con una buena ensalada de tomate, combate con éxito el reuma, la gota y la diabetes.

Hace pocos días he tenido la noticia de un aldeano de la provincia de Barcelona que, al ser mordido por un perro rabioso, se internó inconscientemente en una casa de campo, donde no pudo comer durante ocho días más que ajos crudos y cebollas, y se curó la rabia (es histórico). El ajo crudo machacado, con dátiles y miel caliente, puesto sobre los furúnculos, granos, abcesos, ántraces y tumores, ayuda su proceso madurativo.

El ajo crudo conviene a las personas de circulación defectuosa.

La tintura de ajo como medicamento

Desde largas generaciones es conocido por ciertos pueblos el efecto del zumo del ajo para muchas dolencias.

Ahí va una sucinta relación de sus efectos, extractada de un folleto del doctor Halle, de Berlín:

1) La tintura de ajo hace disminuir en corto tiempo la tensión arterial (exceso de sangre) defendiendo a los artríticos, de congestión cerebral.

2) Hace desaparecer las angustias y palpitaciones de corazón en los cardíacos.

3) Activa el funcionamiento del hígado.

4) Ejerce una influencia beneficiosa en el aparato digestivo, corrige especialmente el estreñimiento y catarro intestinal.

5) Ataca el ácido úrico, aliviando las molestias y dolores en las articulaciones y músculos, conocidos bajo la denominación de reuma, gota y ciática.

6) También constituye un excelente específico en los casos de fatiga continua, dejadez, dolores de cabeza, neu-

ralgia, melancolía, histerismo, así como para corregir el insomnio.

7) Es poderoso auxiliar para la mujer en su edad crítica.

8) Ataca las lombrices como la tenia.

9) La gordura en general e indisposiciones de hidropesía desaparecen con el empleo de estas gotas.

10) Cura los padecimientos de los riñones y de la vejiga.

11) También son indicadas esas gotas en los casos crónicos de eczemas y herpes.

12) Cura la diabetes y el reuma en general.

Modo de preparar los medicamentos

Se toma una cantidad de ajos (la que se quiere), que una vez pelados y dado un par de cortes a cada uno de ellos, son introducidos en una botella, en la que se echa alcohol refinado de buena calidad (96º), de manera que el alcohol cubra bien los ajos.

Se deja en inmersión de 15 a 30 días, agitando cada día el contenido de la botella.

Transcurrido dicho tiempo, se filtra y queda listo para medicarse. Se toman dos o tres veces al día antes de comer, de 15 a 30 gotas mezcladas con agua.

Al cabo de un mes se descansa unos días y luego se empieza nuevamente.

Nota. Este es el procedimiento que recomienda el Dr. Halle, pero nosotros no empleamos el alcohol, por ser tóxico, pues recomendamos el ajo al natural.

El ajo y la piel

Para corregir las lombrices y los gusanitos, recomendamos el, ajo en trozos y en crudo en las ensaladas.

Las fricciones de ajo crudo y machacado sobre la piel la suaviza, tornándola tersa y fuerte.

El ajo está formado por bulbillos o *esquejes* del *Allium sativam* (*Liliáceas*). Es especialmente empleado como condimento. Se encuentra en él un ácido sulfurado muy irritante, el sulfato de alilo [1], que excita las secreciones estomacales e intestinales. Después de hervirlo en agua, el ajo puede comerse con facilidad, como también asándolo y con un poco de aceite es muy rico. Contiene materias amiláceas, mucilaginosas y azucaradas. Sus propiedades curativas para acelerar el curso de la maduración de furúnculos y granos sobre la piel son excelentes y rápidas. Las he utilizado con éxito.

He aquí un análisis del ajo debido al señor Balland:

Agua	58'—
Materias azoadas	6'52
Idem grasas (eficaz para suavizar la piel)	32'68
Idem extractivas, amiláceas, etc.	32'68
Celusosa	1'22
Cenizas	1'43
	100'—

También lo importante del ajo, para congestionar y descongestionar a la vez, es el ácido alílico, para la curación de las enfermedades, especialmente la tuberculosis y catarros infecciosos al madurar y quemar los residuos.

[1] Pero empleado crudo y al natural o rebajado con agua, sobre la piel es menos irritante.

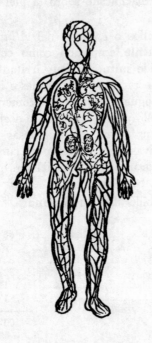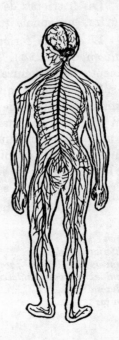

La circulación de la sangre, como el ritmo del sistema
nervioso, se regularizan con la vida sobria y el método
del limón cada mañana.

LA CEBOLLA AGENTE MEDICINAL

I

Conocido es de muchos pueblos de Italia y de España, como de Francia y Portugal el poder desinfectante de la cebolla, que, junto con su pariente el ajo, utilizado como un contraveneno en intoxicaciones, en picaduras de arañas, y mordeduras de serpientes venenosas, aplicándolos machacados y puestos encima de las heridas o las inflamaciones, obran rápidamente sin perjudicar, y como el limón, también tienen un gran poder microbicida.

II

En una ocasión a un pariente del que esto escribe, al principio de iniciarse en el vegetarismo se le presentó un flemón en la mandíbula inferior, con la cara tan roja, sensible y delicada que parecía tener erisipela, que a pesar de comer a base de frutas y aplicarse cataplasma de harina de lino, que va muy bien para estos casos, y paños calientes, no cedía, resolvimos darle abundante caldo fuerte de mucha cebolla hervida para activar directamente sobre los riñones, aquél sobre la sangre y ésta sobre el flemón.

El efecto emoliente, oxidante y diurético a la vez de la cebolla, que en forma diluída y tomada en tanta cantidad obró como un baño interno saturado de sales; y al cabo de 22 días se eliminó y quedó bien.

Además de lo eficaz que resulta la cebolla tomada internamente, aplicada al exterior, como la aplican los albaneses, en forma de cataplasma sobre forúnculos o granos o aplicada asada, bien caliente y en unión de miel pura de abeja, madura el grano chupando hacia el exterior toda sangre mala, actuando, además, como desinflamatorio sobre toda la región afectada.

III

Es de un efecto desinflamante poderosísimo especialmente en los casos de ronquera y estado catarral.

Un amigo, aficionado al "bel canto", una noche hizo un gran esfuerzo en una partitura en la ópera de Puccini, *Tosca*, del que quedó completamente afónico. Le recomendamos tomar zumo de cebolla cruda en cantidad, en ayunas, con un poco de agua; luego en el desayuno buena cantidad de cebolla cruda en ensalada con lechuga y rabanitos; en la comida de mediodía y por la noche un par de cebollas cada vez; a los dos días pudo otra vez cantar bien.

IV

Una joven padecía un dolor de garganta y una coriza crónica, y las padecía más fuertemente cuando llegaba el período menstrual; era indecible lo que sufría y ese martirio en cada luna lo padecía cual nuevo calvario de la juventud. ¡Sí, cada luna, durante 13 años! La familia, adinerada, tenía en su pensamiento que con el dinero lo vencería todo, pero a pesar de gastarse en farmacias y otras herejías casi la mitad de la fortuna, la pobre niña iba cada vez peor. Ellos no conocían aquel dicho de los filósofos que dice "*Aurum non omnia vincit"* (el dinero no lo vence todo). En este caso la cebolla venció al oro (la sencillísima, modesta y humilde cebolla manufacturada por la *madre tierra* y las honradas manos campesinas). ¿Quién se atrevería a profetizarlo en la ampulosa y aristocrática casa de la mimada paciente, ante soberbios y grandilocuentes sacerdotes de la químico-quirúrgica ciencia? Un loco, un loco vegetariano. ¡Cuando la puerta (el enigma) está cerrada, siempre es un loco el que la abre!

No importa, ahora, al lector cómo esta familia se enteró y convenció de la cebolla (porque hay que recordar que el gran poeta Víctor Hugo dijo que había "silencios" sublimes); la cuestión es que en dicha casa, donde todo era complicación y ampulosidad (enemigos de la salud), entró un día un rayo de sencillez: un kilo de cebollas y estando en cama la enferma con los ataques se le suministró una copita de zumo de cebolla cruda con azúcar candi "negro" quemado, cada hora. A intervalos se le daba caldo de cebolla bien hervida con raíz de regaliz, y a las 12 horas del primer día apenas se notaba que estuviera atacada de la coriza y del mal de garganta. ¡Estaba curada! Como sea que después siguió un régimen vegetariano donde no faltaba nunca la cebolla, en los nuevos "períodos" no tuvo más molestias.

REUMATISMO

En este caso también es recomendable la cebolla, en forma de fricciones con el zumo o simplemente rallada con un rallador o bien molida con una prensa molinillo de frutas, en unión con el zumo de limón.

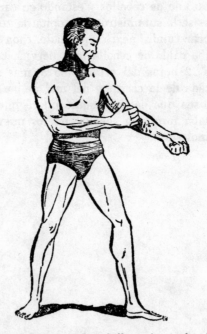

La fricción del limón y la cebolla acciona sobre la piel y la sangre como suavizantes y oxidantes.

La cebolla, el reumático la puede tomar abundantemente cruda en ensalada con apio y lechuga, asada a la brasa, al horno semifrita, hervida, cocida al vapor, en forma de zumo crudo y en caldo cocido y en unión de otras verduras y muchas veces con limón.

El ácido sulfúrico y la sosa van paulatinamente destruyendo los malos ácidos que se han acumulado en la sangre, causados por malas digestiones debidas al exceso de comidas fuertes, a los condimentos que matan sordamente, a los alcoholes formados por las incompatibilidades químicas de los alimentos en sus fatales fermentaciones.

Observaciones

Tanto la cebolla como el limón pueden tomarse *asociados* en casi todas las enfermedades inflamatorias e infecciosas: Viruelas, tifus, sarampión, escarlatina, fiebre palúdica, sífilis, gripe, pulmonía, pleuresía, amigdalitis, flemones, tos, ronquera, herpes, sangre sucia, etc., y no temáis nunca su beneficiosa acción.

Claro está que en muchos individuos por ejemplo, en aquellos que han padecido estreñimiento, la cebolla, y especialmente si se toma en abundancia, les da flatulencia pero, por otra parte, es muy beneficiosa, ejerciendo en el esófago, en la garganta, en el estómago, en los intestinos, en el hígado, en los riñones, en la sangre, en la piel, en el cabello y en el cerebro (por su ácido sulfúrico) compensa un poco las molestias de su desagradabilidad al paladar, el que siempre hay que sacrificar en beneficio de la tan buscada y pagada SALUD.

LECCIONES INDIVIDUALES SOBRE
TROFOLOGIA

Instrucciones científicas prácticas especiales para D............

TEMPERAMENTO PATOLOGICO:

Todas las enfermedades del cuerpo tienen su asiento en el aparato digestivo.

Refórmese la diesta y el hombre sanará.

El hombre es el producto de lo que come y come el producto de lo que piensa. Quiere esto decir que a pensamiento y moral carnívora, comida carnívora; a pensamiento y moral Vegetariana, comida Vegetariana. Tal cosa vivimos así comemos.

I Parte

Al levantarse por la mañana tomar el jugo de un limón con un pco de agua, bien ensalivado.

Hacer después un poco de gimnasia respiratoria, con la boca cerrada, respirando sólo por la nariz muy lenta y profundamente, elevando y bajando los brazos rítmicamente, para que al bajar los brazos se expulse el aire, y al elevarlos, llenar los pulmones de aire oxigenado; esto durante cinco minutos y sin cansarse.

Esta práctica conviene hacerla tres veces al día, esto es: al levantarse, antes de comer al mediodía y antes de ir a dormir por la noche. Así se descansará mejor.

Esta práctica acrecienta la vitalidad física y nerviosa. Conviene siempre y en todo lo posible acostarse temprano y levantarse temprano. Vida pacífica y sin violentas preocupaciones mentales.

II Parte

Conviene también acostumbrarse cada día y poco a poco a esta práctica que se detallará a continuación: al lado de la cama y al levantarse, estando completamente desnudo, friccionarse toda la piel rápidamente con la cáscara de un limón u otra fruta ácida, masajeando después fuertemente con las propias manos. especialmente sobre el vientre y los riñones tres minutos, y la forma explicada verbalmente en el despacho del Profesor. En seguida darse una ducha rápidamente. Secarse todo el cuerpo con una toalla y respirando siempre profundamente y con la boca cerrada.

III Parte

Que tu alimento sea tu única medicina y que tu medicina sea el único alimento.—HIPOCRATES.

DESAYUNO: de 7 a 8: Una taza de café malta endulzado con un poco de azúcar y tomado con 50 gramos de pan tostado untado con un poco de mantequilla y con cuatro a seis higos secos de los buenos y una o dos manzanas.

OTRO DESAYUNO: de 8.30 a 9: Tomar dos o tres naranjas buenas o dos racimos de uva con dos o tres plátanos (bananas), una yema de huevo y tres o cuatro dátiles. Bien masticado todo.

OTRO DESAYUNO de 8.30 a 9.30: Tomar dos naranjas o cuatro mandarinas, 50 a 100 gramos de pan tostado y 30 gramos de queso tierno (no seco) y una manzana o dos al final.

OTRO DESAYUNO: de 9 a 10: Un plato de ensalada cruda compuesta de dos o tres lechugas, un poco de cebolla y 2 zanahorias ralladas, aliñado con un poco de aceite, cuatro o cinco aceitunas y el zumo de un limón. Con este plato no se debe comer pan; en su lugar se puede tomar seis u ocho almendras crudas o peladas, reblandeciéndolas antes en un poco de agua caliente, o bien la misma cantidad de cacahuates y al final una manzana.

NOTA IMPORTANTE: En toda comida es conveniente siempre tener en cuenta la más perfecta insalivación y masticación de todos los alimentos, así las potencias digestivas adquirirán más vitalidad y darán más fuerza a las corrientes vitales y regeneradoras de todo el organismo. Nunca olvidar que en cada comida en la que entran substancias cocidas, tiene que haber una buena cantidad también de *SUBSTANCIAS CRUDAS*. Lo crudo cura y es digestivo.

IV Parte

COMIDAS: de 12 a 1. En una olla, si es posible de barro, poner a cocinar a fuego lento de 800 a 1,000 gramos de papas peladas y limpias, cortadas en trozos, con un poco de cebolla, col tierna y apio, con un litro de agua y dos cucharadas de aceite. Cuando todo está ya bien cocido, comerlo poco a poco y CONJUNTAMENTE con un plato de abundante ensalada compuesta de: tres lechugas, una cebolla, un poco de tomate fresco o en conserva, tres o cuatro rabanitos, o bien un poco de apio tierno o bien dos zanahorias crudas ralladas. Aliñarlo todo con un poco de aceite y cinco o seis aceitunas. Al final una manzana o dos y cinco o seis almendras. Masticar todo bien.

NOTA IMPORTANTE: No comer pan en esta comida, pues las papas hacen de pan y alimentan tanto o más que el pan. No se deben comer dos farináceos en la misma comida, porque son incompatibles químicamente entre sí. Las *incompatibilidades químicas* por las mezclas de los alimentos malogran las digestiones con las fermentaciones en el estómago e intestinos, y dejan detritus venenosos en la sangre. Estas [1], aunque de momento algunos no la sientan, con el tiempo se dejan sentir crónicamente.

Conviene igualmente tener en cuenta que no se debe tomar las comidas muy secas y después beber agua encima, eso no es bueno. Tampoco conviene tomar las comidas muy líquidas, sino un término medio. Así se hace mejor digestión y las fuerzas vitales de regeneración se acrecientan cada día, despertando una sensibilidad trófica muy útil fisiológicamente para mantener la inmunidad reactiva contra los microbios ambientes y contra las flores bacterianas del aparato digestivo.

V Parte

CENA: de 6 a 7: Un plato de sopa con pan tostado hecha con apio, nabo, zanahoria, cebolla y un poco de ajo sofrito. Un plato de guisantes tiernos o bien en conserva con algunos champiñones o trozos de alcachofas. Un plato de ensalada como

---

1 Nos referimos a las incompatibilidades químicas de los alimentos. Ver la obra *Trofología Práctica y Trofoterapia* que da más detalles sobre este tan importante tema de la ciencia dietética.

al medio día y una manzana al final. Siempre masticar todo bien.

OTRA CENA: de 7 a 8: Tomar antes de cenar el zumo de un limón va también muy bien. Poner a cocinar un poco de cebolla en un litro de agua y cuando está hirviendo echarle un poco de pan tostado o bien algunos fideos. Cocinar lentamente. Después ponerlos en el plato sin quitar el agua y aliñarlo con un poco de mantequilla o bien treinta gramos de queso tierno de bola o Gruyére rallado. Comer todo esto como si fuera pan, con dos o tres naranjas o cuatro o cinco mandarinas y al final una manzana.

SUBSTANCIAS PROHIBIDAS

VI Parte

No le conviene beber ninguna clase de alcohol, en ninguna forma ni fumar ninguna clase de tabaco, ni tomar chocolate, café colonial, caramelos, pastelería ni confitería.

No le convienen las carnes, en primer lugar, el tocino, ni sus derivados: las grasas, salchichas y embutidos, pues dejan en el desdoblamiento metabólico del trofismo interno y digestivo, muchos detritus venenosos y ácido úrico que alteran la composición físico-química de la sangre y, por tanto, su *circulación*. De ahí viene la *anemia*, es decir, ausencia de sangre alcalina y pura. Tampoco le convienen las carnes de buey, vaca, carnero, ternera, cabra, caballo, pato, ciervo, conejo y de caza en general. El bacalao, el pescado, los moluscos y demás substancias de mar le son igualmente prohibidas. Tampoco le convienen: las legumbres secas como son las lentejas, las judías, las habas, los guisantes secos, los garbanzos, etc. La clara de huevo tampoco le conviene, ni el queso muy duro ni el fermentado. No debe utilizar el vinagre, la mostaza, la canela, el clavo de olor, la pimienta, la nuez moscada ni la vainilla. Todos estos condimentos atacan los glóbulos de la sangre y a las neuronas del sistema nervioso, al hígado, a los riñones, a las glándulas suprarrenales, a las glándulas endócrinas de la generación, al páncreas, a la bilis, al estómago, a la garganta y a la corona cerebral.

VII Parte

SUBSTANCIAS QUE LE CONVIENEN EN PRIMER TERMINO: Toda clase de frutas, uvas, peras, ciruelas maduras, cerezas maduras, fresas, albaricoques, frambuesas, moras, melocotones, melones, sandías, kakis, higos, dátiles, castañas, bananas, piñas (ananás), naranjas, mandarinas, manzanas, limones y nísperos (todas debidamente combinadas, desde luego).

VERDURAS: Lechugas, escarolas, endivia, apio, col, coliflor, acelga, espinaca, alcachofas, hinojos y otras ensaladas tiernas.

RAICES: Zanahorias, nabos, rabanitos, remolachas, ajos, cebollas, salsifies, escarolas y colinabo.

CEREALES: En primer término el trigo, el arroz, el maíz, cebada, centeno, mijo y el sorgo. (Con este último puede hacerse también café malta).

FECULENTOS: Patatas, boniatos y batatas.

FRUTAS OLEAGINOSAS: En primer término lo más recomendable es la almendra, después: aceitunas, piñones, avellanas, nueces, cocos y cacahuates.

OTROS ALIMENTOS VARIADOS TOLERABLES: Setas no venenosas, quesos tiernos no fermentados, huevos frescos de gallina (no de otras aves), leche de cabra y de vaca, el aceite bueno y la miel pura de abeja.

VIII Parte

BAÑOS DE SOL Y BAÑOS DE AIRE: En los días de buen sol, tratar de tomar el sol directo a la piel comenzando por cinco o diez minutos diarios. Debe tomarse poniéndose de frente al sol y taparse las partes donde no dé el sol, para no sentir frío. Esto en invierno, y en verano puede tomarse indistinta y completamente desnudo, pero tapándose la cabeza para no perjudicar a los centros cerebrales con el sol fuerte, y darse después una ducha de agua fresca, especialmente el agua fresca ha de tocar la cabeza y la nuca. El baño de aire se puede tomar indistintamente en el sol y en la sombra, paseándose entre los árboles y alternando con la fricción a toda la piel.

IX Parte

HIGIENE PSIQUICA: Tratar de evitar opresiones y disgustos morales, vivir siempre en un ambiente de alegría y optimismo. Leer libros naturistas y morales.

PLATOS VEGETARIANOS EXQUISITOS [1]

Spaghetti a la italiana, Vegetarianos

Se toman 150 gramos (más o menos) de spaghetti y se echa en agua un poco salada, que esté hirviendo con fuerza, y se hace hervir durante 40 minutos. Después se retiran del fuego y se les echa una taza grande de agua fría. Se dejan estar un poço y se cuelan. Se ponen en una fuentecita entreverándolos con salsa que se tendrá preparada de antemano y que se hace de la siguiente forma: Se sofríen en una sartén o cazuela con aceite, una cabeza de ajos bien pelados y a trozos, una zanahoria en rodajas y una buena cantidad de cebollas y poros tiernos con unas cuantas setas o champiñones, y cuando está todo dorado se le agrega abundante tomate maduro y pelado y después guisantes (arvejas) tiernos (*petit pois*) ya hervidos, o los de lata, o bien habitas tiernas y trozos de alcachofas. Se dejan estofar 20 minutos al calor o al horno, pudiéndoles agregar, para hacerlos más fuertes y sabrosos, un poco de queso rallado y semiduro (Holanda, Mahón, Gruyère, Chubut o Parmesan) o bien coco rallado o almendras, avellanas, piñones o nueces picadas. Es un plato muy energético y propio para trabajadores manuales.

----

1 Estos platos son para combinar con el régimen de limón que se quere seguir, pues no importa que se tome el zumo de un limón o dos como aperitivo, media hora antes de comer. Para confeccionar platos exquisitos y bien presentados, recomendamos leer el gran libro *Cocina Científica Racional*, de Ramona Perera.

Arroz o "paella" a la valenciana, Vegetariano

En una "paella" grande o bien cazuela de barro, de las llanas, se prepara una salsa como la anterior, especialmente con mucho ajo y tomate y cuando está todo sofrito se le agrega el arroz (de 50 a 100 gramos por persona) en seco y se remueve continuamente cuidando que no se pegue ni que se queme; cuando está bien sazonado se le va agregando el agua bien caliente y se le va removiendo 6 minutos, después ya no se le agrega más agua y se deja quieta sobre el fuego lento, pudiéndosele aún hacer fuego arriba, tapando la cazuela o "paella" con una tapadera y encima ponerle brasas encendidas o bien ponerla al horno. A gusto, se pueden poner también tiritas de pimientos rojos o verdes, pero dulces, asados y alcachofas fritas o berenjenas asadas. Es un plato también muy energético y propio para trabajadores manuales.

Patatas a la peruana, Vegetarianas

Después de bien hervidas con piel o asadas, las patatas se pelan y se cortan en trozos en una fuente. Se les agrega bastante aceite crudo, orégano seco, mucho ajo crudo machacado, perejil o apio tierno, cebolla y huevo duro en rodajas con aceitunas negras y verdes. Igualmente es un plato para trabajadores manuales por ser muy energético.

Polenta a la piamontesa, Vegetariana

Se toman 100 o 150 gramos de sémola de maíz de la que llaman "polenta italiana" en el comercio, y se hierve en abundante agua en una olla o cazuela (de barro mejor) durante una hora y removiéndola casi continuamente [2] procurando que no se queme en el fondo de la olla. Quedará toda espesa como un pan. Se pone en una fuente y revuélvese con la misma salsa que hemos dicho para los spaghetti y también se le puede agregar queso y dejarle estofar un poco al horno y se ha de comer semifrita. Es un plato fuerte como los anteriores.

Canelones vegetarianos

Se hierven en agua salada 5 ó 6 canelones por persona y después de lavarlos en agua fría se rellenan con huevo y un sofrito de coliflor, o acelgas, o espinacas, o zanahorias y guisantes, con muchas avellanas, o almendras, o nueces peladas y se arreglan en una fuente "al fuego" o asadera y por encima y por los costados se aliñan con la misma salsa que los spaghetti, con mucho tomate o bien una salsa "bechamel". Se dejan dorar un poco al horno. Es plato fuerte y energético.

Notas: La condimentación de la sal u otras especies de estos platos es a gusto y conveniencia del que los come, pudiéndose poner un poco o nada, según el deseo, hábito del paladar y convencimiento de la nocividad de ellas, a la larga, para la salud de cada uno.

Otra: Los vegetarianos trofólogos, especialmente los de tendencias a crudívoros, comemos siempre y conjuntamente con estos platos una buena cantidad de ensalada cruda, es decir, una fuentecita de lechuga, escarolas, zanahorias ralladas, cebolla, rabanitos, tomates, achicoria tierna, etc.

---

2 Con un palo limpio de medio metro de longitud y de 2 a 3 centímetros de espesor. También se puede servir esta polenta en caldo de verduras en vez de agua simple.

INDICE

Se acabó de imprimir el mes de
agosto de 1957, en los talleres
de la Editorial Victoria.
México, D. F.